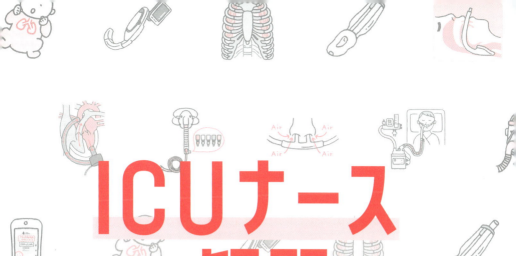

ICUナースの疑問、3分で解説します！

吉田 圭佑 著
福島県立医科大学附属病院 集中治療部

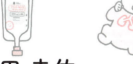
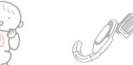

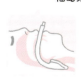

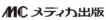

まえがき

本書は、私が勤務する施設のICUに「なんとなく疑問に思ったことを気軽に投稿できるポスト」を設置し、ICU看護師(ナース)の方々の日々の疑問を解決するという企画を、一冊の本にまとめたものです。

ICUナースは多様な重症患者に24時間かかわっています。子どもから高齢者、手術後の患者さんや病棟からやってきた重症の患者さん、はたまた救急搬送されてきた外傷の患者さんなどなど。ICUナースがカバーする範囲は広く、多くの知識が必要になります。また、ICUは急性期医療の要(かなめ)であり、一般病棟や外来よりもダイナミックな変化が起こりやすいところです。ときには緊急の処置がICUのベッド上で行われることもあるかもしれません。ICUナースには知識だけでなく、現場ですぐに動ける行動力も求められています。適切な行動には、経験と知識が必要になります。

ICUにはたくさんの職種がかかわります。看護師はもちろん、各外科・内科系の医師、集中治療医、救急医、麻酔科医、薬剤師、管理栄養士、臨床工学技士、リハビリスタッフ……などなど。輸血部や検査部、各病棟や外来との連携も必要です。そのなかでICUナースは中心となる存在です。そして重症患者の家族とのかかわりにおいてもICUナースは重要な役割を担っています。

そんな忙しい毎日を過ごしているICUナースのなかには、「ふと疑問に思ったこと」や「なんとなく気になったこと」を解決する機会がないままになっていることがあるかもしれません。1人が疑問に思っていることは、ほかの人も疑問に思っているかもしれません。

なお本書の疑問は、筆者が勤務する施設のサージカル・内科ICUと救急ICUの2か所にポストを設置して、ICUナースの方々から集めた現場

の疑問です。集中治療の領域はまだわかっていないことも多く、施設間の差も大きい分野です。比較的最近（およそ10年以内）の文献やガイドラインに、私見をブレンドして解説させていただきました。みなさんの日々の業務に少しでもお役に立てばうれしいかぎりです。

2024年8月

吉田圭佑

本書の構成

　本書は、ICUナースから集めた疑問に1つずつ回答していく形式です。ある程度テーマごとに分類していますが、どこから読み始めても問題ないようになっています。目次を参考に、まずは気になる疑問から読み始めていただければと思います。とはいっても、ICUの基本は全身管理なので、それぞれの疑問はどれも少しずつつながっているんですけどね。

謝辞

　本書の作成にあたりご協力いただきました福島県立医科大学附属病院集中治療部のスタッフの方々、内容の確認作業に協力していただいた長谷川貴之氏と薬師寺たつみ氏、そして日ごろよりご指導いただいている井上聡己先生、箱崎貴大先生をはじめとした同大学 麻酔科学講座の方々に、この場を借りて厚く御礼申し上げます。

ICUナースの疑問、3分で解説します！

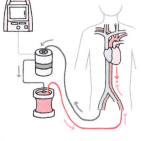

Contents

まえがき ……………………………………………………………………… 2

第1章　呼吸生理をマスターすればこわくない

- Q01　SpO₂が何パーセントならOKですか？ ………………………… 10
- Q02　ICUで気管挿管するときのポイントを教えてください ……… 15
- Q03　人工呼吸器のモードについて教えてください。アシストコントロール（A/C）、SIMV、プレッシャーサポートをどのように使い分けていますか？ …………………………………………… 20
- Q04　患者さんの呼吸がつらそうなときの対応を教えてください … 25

Q05	酸素を投与する際に、ベンチュリーマスク、ハイフロー療法、非侵襲的陽圧換気（NPPV）療法、フェイスマスク、鼻カニューラなどをどのように選択していますか？	29
Q06	抜管するときの評価をPSVで行うときとTピースで行うときがありますが、どちらがよいですか？	35
Q07	いろいろな人工呼吸器やモードがあって困ります。最近の人工呼吸器についているモードの特徴と観察ポイントを教えてください	41
Q08	ARDSの患者さんの観察ポイントを教えてください	47
Q09	腹臥位療法をするときの注意点を教えてください	52
Q10	ECMO中の呼吸管理のポイントについて教えてください	56
Q11	経肺圧ってなんですか？	61
Q12	最強の人工呼吸器設定を教えてください	68
Column 01	低酸素血症の原因は？	71

第2章 いまさら聞けない 循環の話

Q13	血圧はどのくらいあればよいですか？	74
Q14	フロートラックの見かたとポイントを教えてください	79
Q15	輸液の速度はどうやって決めていますか？	87
Q16	心エコーをするときに、どんなところを見ていますか？	94
Q17	機械的循環補助を使っている場合の注意点を教えてください	100
Q18	小児の心臓手術後の血行動態と管理ポイントが理解しにくいです。わかりやすく教えてください	107
Column 02	Aラインとカフで測定した血圧が違う！？	114

第3章 緊急事態に慌てないために

- **Q19** 心停止に対する対応のポイントを教えてください ……… 118
- **Q20** 敗血症性ショックの初期対応について教えてください …… 123
- **Q21** 重症外傷の対応について教えてください ……………… 130
- **Q22** 急変対応をするときに緊張してしまって、うまく対応できません 136
  - **Column 03** ABCDEFバンドル ………………………… 140

第4章 ICUでよく使う薬剤の話

- **Q23** プロポフォール、ミダゾラム、デクスメデトミジンなど鎮静薬の使い分けについて教えてください ……………… 144
- **Q24** フェンタニルやモルヒネなど、鎮痛薬の使い分けについて教えてください ……………… 149
- **Q25** 栄養としての輸液について教えてください ……… 155
- **Q26** 抗てんかん薬の使い分けについて教えてください ……… 160
- **Q27** ノルアドレナリンとバソプレシンの使い分けについて教えてください ……………… 164
- **Q28** 抗菌薬はどのように選択していますか？ バンコマイシンはどんなときに使いますか？……………… 168
- **Q29** ステロイドはどんな効果がありますか？……………… 174
  - **Column 04** オーバーラップスイッチ法って必要なの？……… 178
  - **Column 05** 小児の持続投与は、薬液の濃度 or 流量、どちらで調整？……………… 180

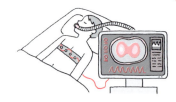

第5章 デキるICUナースになるために

- **Q30** 発熱時の対応について、クーリングのみにするか発熱時指示の解熱薬を使ったほうがよいのか迷います …………184
- **Q31** 患者さんが眠れないときの対応はどうすればいいですか？ 187
- **Q32** せん妄の対応を教えてください ……………………192
- **Q33** 血液ガス分析の結果は、まずどの項目をチェックしていますか？ ……………………………………………………198
- **Q34** 血液浄化療法はどんなときに行いますか？ 看護のポイントも教えてください ……………………………204
- **Q35** 経腸栄養を始めるタイミングはどうやって決めていますか？ 213
- **Q36** 頭部外傷患者の看護のポイントについて教えてください …216
- **Q37** 意識レベルをGCSで評価するときのポイントを教えてください。鎮静中の場合も迷います ……………………221
- **Q38** 熱傷患者の看護のポイントについて教えてください ………225
- **Q39** 便秘や下痢の対応を教えてください ………………231
- **Q40** 全身管理をするうえで、ICUナースにこれだけは絶対におさえておいてほしいポイントがあれば教えてください ……………235
  - **Column 06** DNAR ……………………………………238

索引 ………………………………………………………241
著者紹介 …………………………………………………247

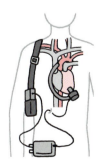

第1章

呼吸生理を
マスターすれば
こわくない

Q01 SpO₂ が何パーセントなら OK ですか？

SpO₂って、なんだ？

とってもシンプルでいい質問、ありがとうございます！ SpO₂ とは、経皮的酸素飽和度のことですね。SpO₂ は、パルスオキシメータで測定した動脈中の酸素飽和度（SaO₂）を示しています。もう少し丁寧に言うと、動脈中の酸素と結びついているヘモグロビンの割合が SpO₂ もしくは SaO₂ です。割合なので、単位は％ですね。ICU で、SpO₂ をモニタリングしていない患者さんはいないですよね。では、なぜ SpO₂ をチェックするのでしょうか？

なぜ酸素化をチェックするのか？

そもそもヒト（にかぎらず動物全般ですが）は、生きるのに酸素を必要としています。全身の臓器、組織のすみずみの細胞まで、血液によって酸素が供給されることで生きていけるのです。血液のなかでもとくに赤血球のヘモグロビンによって酸素が運ばれているのは、みなさんご存じでしょう。

そして、この全身に運ばれる酸素の量（酸素供給量 [oxygen delivery：DO₂] といいます）が、身体にとって必要な酸素の量（酸素摂取量もしくは酸素消費量 [oxygen consumption：VO₂] といいます）に対して十分であることが大事です。酸素供給量（DO₂）が酸素消費量（VO₂）に対して十分でないと、酸素を消費しない代謝（嫌気性代謝）が行われるように

なり、結果として乳酸値（lactate）が上昇してきます。

　このDO₂は下のような式で表されます。ぱっと見、むずかしそうに見えますが、解説していきますので心配しないでくださいね。この式は、ICUで呼吸と循環を考えるうえで、とっても重要な式です。

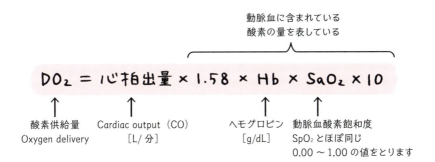

　この式は簡単にいうと、全身に運ばれる酸素の量（DO₂）は、心拍出量（1分間に心臓から送り出される血液の量［単位：L/分］）と血液に含まれている酸素の量で決まりますよ、ということを示しています。この式の一部にSaO₂が入っており、全身に十分な酸素が送られるかをチェックする1つとして、SpO₂もしくはSaO₂が大事というわけです。同時にこの式は、酸素が全身に十分に供給されるには、心拍出量やヘモグロビン（貧血がないか）も大事ということも示しています。1.58という数字（1.34や1.38なども使われます）は、ヘモグロビン1gにくっつく酸素の量（mL）を示しています[1]。

高酸素血症の害

　じゃあSpO₂は高ければ高いほどいいのかというと、そうでもありません。酸素自体にも害があることがわかっています。たとえば、脳卒中、頭

部外傷、心停止蘇生後などICUでよく出くわすような重症患者において、高酸素血症が死亡率を上昇させることが報告されています[2]。ひと昔（ふた昔？）前まではなんでもかんでも酸素投与でしたが、今は必要がなければ酸素は投与しない方向になっています。一例を挙げると、急性心筋梗塞の初期治療では以前は酸素を投与するのが常識とされていましたが、現在は「SpO_2が90％以上の場合はルーチンの酸素投与は推奨されない」となっています[3]。

また、100％に近い高濃度酸素を投与すると無気肺が発生しやすくなります[4]（吸収性無気肺といいます）。肺胞のなかが酸素オンリーだと、酸素がすべて吸収されてしまって肺胞がぺしゃんこになってしまうからです。吸入酸素濃度を下げる（つまり窒素をブレンドする）ことで、吸収性無気肺が起きにくくなります。

じゃあどのくらいの SpO_2 がいいの？

高酸素血症すぎてもよくないということがわかったところで、実際にSpO_2が何％ならいいの？　ってことですよね。これを考えるのに、いくつかの研究を紹介しましょう。

ICUで人工呼吸を行った1,000人の成人患者において、SpO_2が91％以上と91〜97％を目標に管理した場合を比べた研究では、人工呼吸器フリー期間に差は出ませんでした[5]。一方で、急性呼吸窮迫症候群（acute respiratory distress syndrome：ARDS）の患者さん205人を対象として、SpO_2が88〜92％もしくは96％以上を目標として酸素投与した場合を比べた研究では、28日後の死亡率では差がありませんでしたが、90日後の死亡率はSpO_2を低めに管理した群で高くなりました[6]。

これらをふまえて考えると、現時点ではICUにおける最適なSpO_2は

90％台の中盤くらい[7]ということになりそうです。つまり、低酸素血症を避けつつ高酸素血症も避ける意識が大切というわけです。ただし、慢性閉塞性肺疾患（chronic obstructive pulmonary disease：COPD）のように二酸化炭素が貯留するリスクがある場合には、SpO_2 が 88〜92％程度を目標にすることがあります[7]。ICU ナースは、低酸素血症に注意しつつ、SpO_2 が 99〜100％の患者さんが酸素を投与されていたら、その酸素は本当に必要なのか？　という目線をもって、不必要な酸素投与は行わないことが重要です。

　本稿執筆時点で最新の ARDS 診療ガイドライン[8]には、「現時点で最適な SpO_2 は不明だが過度な低酸素および高酸素を避けるような管理をすべき」と書かれています。

　ちなみに、SpO_2 は循環の指標にもなります。SpO_2 の波形がきれいに出ていれば、パルスオキシメータが付いている指には、血流が巡っているといえますよね。

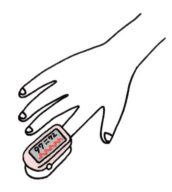

　日々当たり前のように使われているパルスオキシメータ、原理を開発したのは日本人の青柳卓雄博士です[9]。1970 年代に発明されかれこれ 50 年。今や全世界で普及したパルスオキシメータは、多くの低酸素血症に関連する合併症を減らすのに、これまでもこれからも貢献することでしょう。

参考文献

1) Hirota, K. et al. A proposal for a new temperature-corrected formula for the oxygen content of blood. JA Clin Rep. 6(1), 2020, 62.
2) Helmerhorst HJ, et al. Bench-to-bedside review: the effects of hyperoxia during critical illness. Crit Care. 19(1), 2015, 284.
3) 日本循環器学会ほか. 急性冠症候群ガイドライン（2018年改訂版）. https://www.j-circ.or.jp/cms/wp-content/uploads/2018/11/JCS2018_kimura.pdf（2024年3月閲覧）.
4) Aboab, J. et al. Effect of inspired oxygen fraction on alveolar derecruitment in acute respiratory distress syndrome. Intensive Care Med. 32(12), 2006, 1979-86.
5) ICU-ROX Investigators and the Australian and New Zealand Intensive Care Society Clinical Trials Group, et al. Conservative Oxygen Therapy during Mechanical Ventilation in the ICU. N Engl J Med. 382(11), 2020, 989-98.
6) Barrot, L. et al. Liberal or Conservative Oxygen Therapy for Acute Respiratory Distress Syndrome. N Engl J Med. 382(11), 2020, 999-1008.
7) O'Driscoll, BR. et al. British Thoracic Society Guideline for oxygen use in adults in healthcare and emergency settings. BMJ Open Respir Res. 4(1), 2017, e000170.
8) 日本集中治療医学会ほか. ARDS診療ガイドライン2021. 日本集中治療医学会雑誌. 29(4), 2022, 295-332.
9) Miyasaka, K. et al. Tribute to Dr. Takuo Aoyagi, inventor of pulse oximetry. J Anesth. 35(5), 2021, 671-709.

Q02 ICUで気管挿管するときのポイントを教えてください

気道が保たれていなければ、呼吸や循環の話をすることができません。「ABCDEアプローチ」という言葉があるように、ICUにおいても気道、つまりAirwayがなによりもまず大事です。その気道をもっとも確実に確保する手段が、気管チューブによる気管挿管です。

ICUでの気管挿管は危険がいっぱい！

ICUで気管挿管する状況がしばしばあるかと思いますが、ICUでの気管挿管は手術室における全身麻酔のときよりもむずかしいとされています。というのも、そもそも患者さんの状態がなにかしら悪く（だからICUにいるんでしょうし）、絶食時間が十分でなかったり緊急性が高かったりします。さらに気道確保自体がむずかしく（困難気道：difficult airwayといいます）、1回目のトライで失敗する確率は10％前後ともいわれています[1]。ICUでの気管挿管ってリスクが高いことがわかりましたか？　つまり、ICUナースの適切なサポートがとっても重要です。

ビデオ喉頭鏡をスタンバイ！

気管挿管をすることになったら、まず、気管挿管の物品の準備だけでなく、投与できるルートの確認（輸液がしっかり落ちるか、血管から漏れていないか）も大事です。すぐにサクションができる準備をしておくのも忘れないようにしましょう。近年、McGRATH™ MAC（Medtronic社）などのビデオ喉頭鏡が普及してきており、使用している施設も多いかと思い

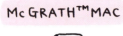 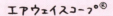

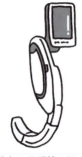
従来の喉頭鏡と似ている形で、手軽に使いやすい

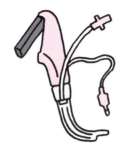
気管チューブをセットするガイドがある

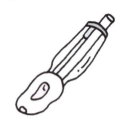
体格に応じて#1〜5を使います。成人では女性は#3、男性は#4が目安

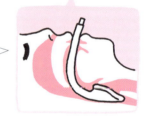
声門を越えて気管までは入っていないので、「声門上器具」といいます

ます。ICUにおいても、従来の喉頭鏡よりビデオ喉頭鏡で気管挿管するほうが1回で成功する確率が高いといわれています[2]。0歳の小児においても、ビデオ喉頭鏡のほうが1回で気管挿管が成功しやすいと報告されており[3]、私は小児の気管挿管でも基本的にビデオ喉頭鏡を使用しています。また、新型コロナウイルス感染症（COVID-19）の患者さんに対して気管挿管をする場合にも、ビデオ喉頭鏡の使用が推奨されています[4]。

　そのほか、ICUでの気管挿管の初回成功率を上げるにはスタイレットを使ったほうがよいという報告があり[5]、スタイレットを入れた気管チューブを、ビデオ喉頭鏡を使って気管挿管するのが現代のICUのスタンダードかと思います。ただ、ビデオ喉頭鏡の弱点は、画面とライトがつかない

とどうしようもないことです。事前にビデオ喉頭鏡の画面とライトがつくことをしっかり確認しておいてくださいね。

マスク換気の準備も忘れずに

　そして、忘れてはならないのがジャクソンリース回路のような高流量・高濃度の酸素を投与しながらマスク換気ができる準備です。鎮静薬や筋弛緩薬などの薬剤を使用すると自発呼吸が止まります。自発呼吸が止まった後の気道確保に難渋してしまうと、重篤な低酸素血症になってしまいます。少しでも無呼吸に耐える時間を稼ぐために、薬剤を投与する前にマスクをしっかりフィットさせて十分に酸素を投与します（前酸素化：preoxygenation といいます）。また、重症患者に対して気管挿管をする際、入眠後もマスク換気をすることで重篤な低酸素血症が減るといわれており[6]、やはりマスク換気ができる準備は必須です。

　自発呼吸がなくなった後にマスク換気も気管挿管もむずかしいときは大ピンチです。そんなときは声門上器具（supraglottic airway：SGA）を入れて危機をしのぐ可能性がわずかにあります[7]。最近では i-gel® などが人気です。声門上器具もすぐに使える位置に用意しておければデキる ICU ナースだと思います。

気管挿管にともなう合併症にも注意

　ICU での気管挿管は、気管挿管にともなう合併症にも注意が必要です。これは気管挿管時に使用する薬剤（プロポフォールやミダゾラムなどの鎮静薬、フェンタニルなどの鎮痛薬、ロクロニウムなどの筋弛緩薬）や、気管挿管・人工呼吸による陽圧換気の影響などによります。とくに起きやすいのが血圧低下などの循環変動で、これは4割以上で発生します。そのほかに、SpO_2 が80％を下回るような重篤な低酸素血症が10％前後、心

停止までいくことも3％程度あると報告されています[8]。なんとも恐ろしいですね。では、どのような対策がとれるでしょうか。

合併症対策としてできること

　低酸素血症に対する対策として、やはり大事なのは前述した前酸素化です。前もってマスクフィットをして高流量の酸素を投与する、ヘッドアップした体位にする、鼻カニューラやハイフローシステムを用いて経鼻的に酸素を投与する、場合によっては自発呼吸を止めないで挿管するなどの作戦[9]が考えられます。ICUナースは、担当医と連携を取りながら柔軟に対応しましょう。前もって気道確保の作戦を共有しておくのがよいと思います。

　もっとも発生しやすい循環変動に対する対策として、輸液負荷がすぐできる準備と、血管収縮薬の準備が重要になります。つまり、十分輸液できる太いラインを用意しておくということですね。また、循環変動のリスクが高い場合には、前もって輸液負荷をしたり、血管収縮薬であるノルアドレナリンの持続投与を前もって開始したりしておくという作戦が考えられます。希釈したフェニレフリン（ネオシネジン®）やアドレナリン（ボスミン®）を用意しておくのもいい作戦[9]です。ちなみに、ショックインデックス（心拍数÷収縮期血圧）が0.7より大きいと循環変動のリスクが高いといわれています[9]。

　そして気管挿管中は、ドクターはどうしても挿管の操作に集中してしまいます。ICUではすでにAラインが入っている状況も多いと思うので、ICUナースが患者さんの状態やモニターを監視し、「収縮期血圧90です！」のように声に出して状況を共有してくれると助かります。

ICUで気管挿管するときのポイント、理解できたでしょうか。気管挿管自体だけでなく、気管挿管にともなう合併症にも十分配慮しつつ、みんなで連携して安全な気管挿管を目指しましょう！

参考文献

1) Higgs, A. et al. Airway management in the critically ill : the same, but different. Br J Anaesth. 2016, 117 Suppl 1, i5-9.
2) Prekker, ME. et al. Video versus Direct Laryngoscopy for Tracheal Intubation of Critically Ill Adults. N Engl J Med. 389 (5), 2023, 418-29.
3) Garcia-Marcinkiewicz, AG. et al. First-attempt success rate of video laryngoscopy in small infants (VISI) : a multicentre, randomised controlled trial. Lancet. 396 (10266), 2020, 1905-13.
4) Cook, TM. et al. Consensus guidelines for managing the airway in patients with COVID-19 : Guidelines from the Difficult Airway Society, the Association of Anaesthetists the Intensive Care Society, the Faculty of Intensive Care Medicine and the Royal College of Anaesthetists. Anaesthesia. 75 (6), 2020, 785-99.
5) Jaber, S. et al. Effect of the use of an endotracheal tube and stylet versus an endotracheal tube alone on first-attempt intubation success: a multicentre, randomised clinical trial in 999 patients. Intensive Care Med. 47 (6), 2021, 653-64.
6) Casey, JD. et al. Bag-Mask Ventilation during Tracheal Intubation of Critically Ill Adults. N Engl J Med. 380 (9), 2019, 811-21.
7) Japanese Society of Anesthesiologists. JSA airway management guideline 2014 : to improve the safety of induction of anesthesia. J Anesth. 28 (4), 2014, 482-93.
8) Russotto, V. et al. Intubation Practices and Adverse Peri-intubation Events in Critically Ill Patients From 29 Countries. JAMA. 325 (12), 2021, 1164-72.
9) Kornas, RL. et al. Evaluation and Management of the Physiologically Difficult Airway : Consensus Recommendations From Society for Airway Management. Anesth Analg. 32 (2), 2021, 395-405.

Q 03 人工呼吸器のモードについて教えてください。アシストコントロール（A/C）、SIMV、プレッシャーサポートをどのように使い分けていますか？

ここでは、人工呼吸器モードの基本をシンプルに説明したいと思います。人工呼吸器のモードの名称は、メーカー、機種、世代によってさまざまですが、ここで説明する2つの基本的なポイントをおさえておけば大丈夫です。

ポイント① 一回換気量を決めるのは圧 or 量？

1つめのポイントは、一回換気量を圧で決めているか量で決めているかです。圧で決めている場合をプレッシャーコントロール（pressure control：PC）、量で決めている場合をボリュームコントロール（volume control：VC）といいます。PCとVCどちらの方法で一回換気量を決めるかは、施設や管理する人の好みによることが多いです。どちらかの方法がすごくよいというわけではありません。

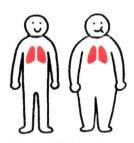

やせていても太っていても、肺の大きさはあまり変わらないので、一回換気量は理想体重あたり6〜8 mL/kgと考えます。

PCとVCどちらの場合も、まずは目標とする一回換気量を決めます。一回換気量をどのくらいにするかは体格から決めます。体格といっても実際の体重ではなく、理想体重をもとにして、一回換気量を6〜8 mL/kgとすることが多いです。理想体重が50 kgのときは、50×6〜8なので、一回換気量は300〜400 mLくらいということですね。一回換気量が多す

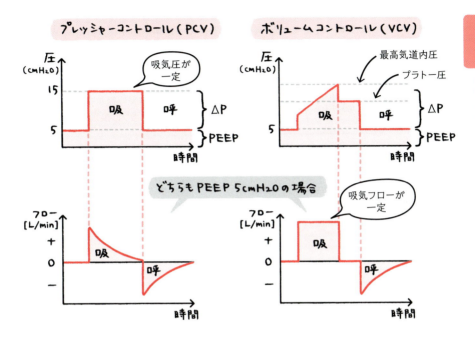

ぎると、肺胞が必要以上に伸展されてしまい、人工呼吸のせいで肺を痛めること（人工呼吸器関連肺傷害［ventilator-associated lung injury：VALI］）につながってしまうからです。

　VCの場合は、目標とする一回換気量を呼吸器に入力すればOKです。一方PCの場合は、目標とする一回換気量を得るために必要な圧（「ΔP」「駆動圧」「ドライビングプレッシャー」などといわれます）を設定します。必要な圧は、患者さんの肺や胸郭のかたさによって決まり、いわゆる「肺がかたい」「肺が重い」患者さんほど、目標とする一回換気量を得るには高い圧が必要です。PCとVCどちらのモードでも一回換気量と圧をチェックし、一回換気量が目標から大きくずれていないか、高い圧（ΔPが15cmH₂Oを超えてくると高いなと感じます）がかかりすぎていないかを見てくださいね。

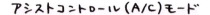

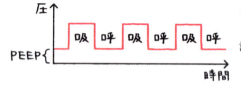

自発呼吸があれば、すべてアシストする。自発呼吸がなければ、設定したとおりに換気する（コントロール）。

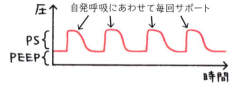

自発呼吸にあわせてサポートする。PSVのときは吸気も呼気も一定の圧をかけておくことが多い。
（CPAPとPEEPはほぼ同じ意味と考えてよい）

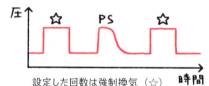

自発呼吸がなければ、すべて強制換気になる（A/Cと同じになる）

設定した回数は強制換気（☆）を行い、設定回数を超えた自発呼吸は、プレッシャーサポート（PS）になる

ポイント②　人工呼吸器のモードは？

　2つめのポイントは、自発呼吸があるかないかです。まずはA／C（アシストコントロール）モードから説明しますね。A/Cモードでは、自発呼吸がまったくなくても、設定した呼吸回数分は設定した呼吸パターンで換気をします。設定した回数を超える自発呼吸があるときは、自発呼吸に合わせて同様に換気してくれます。A/Cモードは呼吸器がもっとも患者さんの呼吸を支配している強制換気モードといえます。逆にいうと、患者さんが呼吸に使うエネルギーは少なくてすみます。筋弛緩薬が効いている場合や自発呼吸がない患者さんは、まずはA/Cモードに設定します。

PSVって？

　プレッシャーサポート換気（pressure support ventilation：PSV）は、基本的には自発呼吸がある人が対象となり、その名のとおり吸気時に後押し（サポート）してくれます。機種によっては「SPONTモード」などと表記されています。「プレッシャー」というだけあって、サポートする圧を設定します。どのタイミングでどのくらいの量を吸うかは患者さん次第なので、同調性も比較的よいです。患者さんが息を吸い始めたタイミングを検知し、設定した圧でサポートするため、一回換気量はある程度変動します。

　では息を吐くとき（呼気）はどうでしょう。呼気にも後押しされたら不快なことがイメージできますよね。PSVモードでは、吸気時の空気の流れが低下してきたら（たとえば吸い始めの流量の25%になったら）後押しをやめます。PSVモードでは、人工呼吸器による手助けがA/Cモードや後述するSIMVモードより少ないので、PSVは人工呼吸器離脱が近くなってきた時期や自発呼吸トライアル（SBT／Q06 ☞ p.35）に使われることが多いです。

SIMVって？

　SIMVは、同期式間欠的強制換気（synchronized intermittent mandatory ventilation）の略ですが、まあ長ったらしいので覚えなくてもいいです。SIMVのイメージは、これまでに説明したA/CとPSVの中間という感じです。中間が好き（？）な日本人からしたらSIMVがよいような気がしてきますが、A/CらしさとPSVらしさがあるため、設定としては少し複雑になります。

SIMVのA/Cらしさというのは、SIMVは設定した呼吸回数の分だけ設定された呼吸パターンで換気をします。そのためSIMVは、自発呼吸がなくても使用することができます。自発呼吸がまったくない場合、SIMVはA/Cと同じ動きをします。

　SIMVのPSVらしさというのは、SIMVでは設定された呼吸回数を超えて自発呼吸がある場合、PSVとして呼吸をサポートします。そのため、自発呼吸が不十分、もしくは不安定なときに、確実に設定した回数分は換気してくれるSIMVを使うことがあります。患者さんにとっては、A/Cのように換気されるパターンと、PSVのように自発呼吸に合わせてサポートされるパターンがランダムに発生するので、快適でなくなる可能性や、呼吸仕事量が増えてしまう可能性があります。

　まとめると、人工呼吸器のモードを理解するための基本は、①一回換気量を圧と量どちらで決めているか、②自発呼吸があるかどうかの2点です。集中治療医もまずはこの2点からモードを決定し、その後に呼吸パターンや動脈血液ガス分析の結果などで、吸入酸素濃度、圧、吸気時間などの調整をします。人工呼吸管理中の患者さんがいたら、まずはこの2点からチェックしましょう。

参考文献

1) William, O. 人工呼吸器の本：エッセンス. 田中竜馬訳. メディカル・サイエンス・インターナショナル, 東京, 2018, 45-64.
2) Mirano, PL. 補助換気様式. ICUブック第3版. 稲田英一監訳, 東京, メディカル・サイエンス・インターナショナル, 2008, 408-21.
3) 橘一也ほか. Synchronized intermittent mandatory ventilation（SIMV）. INTENSIVIST：人工呼吸器. 10（3）, メディカル・サイエンス・インターナショナル, 2018, 621-9.

Q 04 患者さんの呼吸がつらそうなときの対応を教えてください

呼吸困難はどんなときに起こる？

　みなさん、1分くらい息を止めてみましょう。だんだん苦しくなってきますよね？　これは、脳の呼吸中枢から「呼吸をするんだ！」という指令（「換気ドライブ」といいます）が気道・肺・呼吸筋などに送られるからです[1]。そして、この換気ドライブと実際の呼吸のバランスが崩れているときに呼吸困難を感じると考えられています[2]。換気ドライブが活性化しているにもかかわらず息を止めているから苦しい感じがする、と考えると納得できると思います。あ、もう呼吸していいですからね。

　では、この呼吸したい感じ、つまり換気ドライブはどんなときに強くなるのでしょうか。今度はパルスオキシメータを装着して1分くらい息を止めてみましょう。SpO_2は低下しないのに呼吸

したくなるはずです。換気ドライブは低酸素血症のせいで起こるイメージが強いかもしれませんが、高二酸化炭素（CO_2）血症も強い換気ドライブを発生させます[3]。もちろん低酸素血症も換気ドライブを発生させ[1]、呼吸困難の原因となります。また、呼吸筋の状態、気管の収縮、肺の炎症なども呼吸困難に関連することがあります[4]。

換気ドライブについて

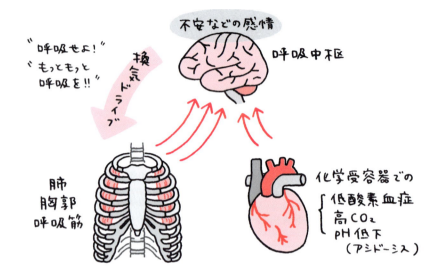

呼吸困難をみつけて分析しよう

　ひとくちに「呼吸困難」といっても、これはいろんな状態を含んだ表現です。とはいえ、呼吸困難を検知するのは比較的簡単です。意識があり会話ができる患者さんは「呼吸が苦しい」「息がしにくい」などと表現するでしょうし、会話ができない患者さんの場合でも、ぱっと見で「呼吸がつらそう」という状態は呼吸困難といえます。では、呼吸困難をもう少し分析してみましょう。

　呼吸困難をざっくり3つに分類する考えかたがあります。その3つとは、① air hunger（もっと空気がほしい感じ）、② work/effort（呼吸筋に負荷がかかっている感じ）、③ chest tightness（胸部の圧迫感など）です[4]。呼吸困難はさまざまなメカニズムで生じるため、この3つにすっきり分類できるわけではありませんが、呼吸困難の対応をするうえでもこの

考えかたは役に立ちます。

薬剤による呼吸困難の対応

　まず、強すぎる換気ドライブを減らしてあげることです。しばしば使用される薬剤がオピオイドで、とくにモルヒネの全身投与（静脈内注射、皮下注射、経口）は呼吸困難に効果的です[4, 5]。腎機能障害などでモルヒネが選択しにくいときは、オキシコドンが使用されます[5]。

　また、先に述べたように高CO_2血症や低酸素血症も換気ドライブを強くするので、これらを改善することも重要です。低酸素血症がある場合には、酸素投与を考慮します。上記①の air hunger のように「もっと空気がほしい感じ」があって呼吸努力が強いときは、より高流量の酸素を投与できるハイフローネーザルカニューラ（HFNC）を選択します。高CO_2血症がある場合には、非侵襲的陽圧換気（NPPV）療法や人工呼吸器設定の調整などを考慮します。また、体温が高すぎると代謝が上昇しCO_2がたくさん産生されるので、クーリングやアセトアミノフェンによって解熱をはかるのも効果があるかもしれません。ちなみに、HFNC や NPPV については、次の項目（Q05　p.29）で解説しています。

　呼吸困難が強いがん患者では、オピオイドに加えてミダゾラムの併用を行うことがあります。がん患者のなかでも、がん性リンパ管症（がんが肺のリンパ管に浸潤して肺水腫のような状態を引き起こす）や上大静脈症候群（上大静脈の流れが悪くなり上半身に血液がうっ滞する）、主要気道閉塞による呼吸困難に対しては、ステロイド（デキサメタゾンなど）の全身投与がある程度効果があります[5]。

薬剤以外の呼吸困難の対応法は？

　呼吸困難の原因として、大量の胸水や腹水などが影響している場合もあります。その場合は胸腔、腹腔ドレナージによって呼吸困難の原因を除去することを検討します。

　また、人工呼吸をしている場合、患者さんと人工呼吸器の非同調がしばしば問題になります。非同調は、患者さんの呼吸と人工呼吸がマッチしていない状態です（Q07 ☞ p.41）。この非同調は患者さんにとって不快かつ呼吸困難の原因となるだけでなく、死亡率の上昇にも関係しています[6]。そのため、非同調を発見したら人工呼吸器モードや設定（吸気時間や一回換気量）の調整を行い、適切に鎮静・鎮痛薬を使用して改善を目指します。強制換気モードよりは、自発呼吸をサポートするプレッシャーサポート換気（PSV／Q03 ☞ p.20）のほうが非同調は起きにくいです。ICU ナースも、非同調が頻繁に起こっているのを発見したら、担当医に報告しましょう（なかなか非同調を改善できないことも多いんですけどね……）。

　呼吸困難に対して、患者さんの病態や好みに応じて薬物以外の対応をするのも有効です。不安やパニックも呼吸困難に関連します。落ち着いてもらい、扇風機などを利用して風の流れをつくり出し、部屋を涼しくする[5,7]なども試してみましょう。"呼吸困難→オピオイド"ではなく、呼吸困難の原因をアセスメントしつつ対応してみましょう！

参考文献

1) 八幡えり佳ほか．呼吸制御の生理学：ヒトはなぜ呼吸困難を感じるのか？．INTENSIVIST：生理学．12（1）．メディカル・サイエンス・インターナショナル．2020，27-35．
2) Gigliotti, F. Mechanisms of dyspnea in healthy subjects. Multidiscip Respir Med. 5 (3), 2010, 195-201.
3) Banzett, RB. et al. 'Air hunger' from increased PCO2 persists after complete neuromuscular block in humans. Respir Physiol. 81 (1), 1990, 1-7.
4) Nishino, T. Dyspnoea: underlying mechanisms and treatment. Br J Anaesth. 106 (4), 2011, 463-74.
5) 日本緩和医療学会ガイドライン統括委員会．進行性疾患患者の呼吸困難の緩和に関する診療ガイドライン（2023 年版）．東京，金原出版，2023．
6) Kyo, M. et al. Patient-ventilator asynchrony, impact on clinical outcomes and effectiveness of interventions : a systematic review and meta-analysis. J Intensive Care. 9 (1), 2021, 50.
7) Schneidman, A. et al. Patient information series. Sudden breathlessness crisis. Am J Respir Crit Care Med. 189 (5), 2014, 9-10.

Q 05 酸素を投与する際に、ベンチュリーマスク、ハイフロー療法、非侵襲的陽圧換気（NPPV）療法、フェイスマスク、鼻カニューラなどをどのように選択していますか？

　日常的にいろいろな方法で酸素投与がされていますよね。まずは酸素を流す量でみてみましょう。質問にあるベンチュリーマスクとハイフロー療法は高流量システム、フェイスマスクや鼻カニューラは低流量システムに分類されます。ハイフロー療法ですが、ハイフローネーザルカニューラ（high-flow nasal cannula：HFNC）やネーザルハイフロー療法（nasal high-flow therapy：NHFT）ともいわれます。ここでは「HFNC」という単語を使っていきますね。

吸入酸素濃度は呼吸状態によって変わる！

　その前に、みなさんはどのくらい呼吸をしていますか？　たとえば1秒間で400 mLの空気を吸っているとしましょう。吸うことだけを考えると、1分あたりでは400 mL×60秒＝24 L/分の空気がほしいことがわかります。この状態で、鼻カニューラから酸素を3 L/分で流したとします。すると、21 L/分のぶんは酸素ではなくて部屋の空気を吸うことになるのがわかるでしょうか？　この状況では、吸入酸素濃度（F_IO_2）はおよそ31％になっています。つまり、フェイスマスクや鼻カニューラのような低流量システムの場合は、酸素を投与してもかなりの量の部屋の空気を吸っているんですね。

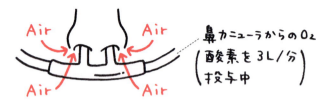

実際の F_IO_2 は

$$100\% \times \frac{3}{24} + 21\% \times \frac{21}{24} ≒ 31\%$$

 　これが、もっと吸気努力が強い状態（ハーハーしている）の患者さんの場合、100 L/分くらいの吸気流量になることもあります。この場合、酸素を3 L/分で投与すると97 L/分ぶんは部屋の空気を吸うことになり、F_IO_2 は23％程度になります。フェイスマスクや鼻カニューラからの酸素流量と F_IO_2 の換算表（表）を見たことがあると思いますが、これは呼吸状態が落ち着いている患者さんの場合であって、実際の F_IO_2 は呼吸状態によってかなり変わるというのが低流量システムの弱点です。

 　一方で低流量システムのよいところは、少量の酸素を必要としている場合に簡便に使用できることや、酸素の加湿をしなくてもよい（というか、部屋の空気をかなり吸っているので酸素だけ加湿してもあまり意味がない）などがあります。実際には、酸素流量が4 L/分未満では鼻カニューラ、5～8 L/分ではフェイスマスクが選択されます。

表 F_IO_2 の換算表

鼻カニューラ		フェイスマスク		リザーバー付酸素マスク	
酸素流量 (L/分)	吸入酸素 濃度の目安 (％)	酸素流量 (L/分)	吸入酸素 濃度の目安 (％)	酸素流量 (L/分)	吸入酸素 濃度の目安 (％)
1	24				
2	28				
3	32				
4	36				
		5〜6	40		
		6〜7	50	6	60
		7〜8	60	7	70
				8	80
				9	90
				10	90〜

呼吸状態によって F_IO_2 は変わるので、この表はあくまでめやすです。

F_IO_2 を調整できる高流量システム

　では、高流量システムのほうをみていきましょう。ベンチュリーマスク、HFNC がよく使われています。これらは多くの酸素を使用するので、口腔、鼻腔、気管などの粘膜が痛まないように加温・加湿して使用することが一般的です。高流量システムを使う場合には、加温・加湿器の準備と設定、回路内の結露などに ICU ナースは注意する必要があります。

　ベンチュリーマスク（加湿する場合は「インスピロン」とよんでいる施設も多いようです）というのは、酸素以外の部屋の空気を吸い込む分を調整できるようになっているマスクで、既定の F_IO_2 で酸素を投与できるマスクです。F_IO_2 に合わせてアダプタを取り換えるタイプと、ダイヤルを回して F_IO_2 を調整するタイプがあります。慢性閉塞性肺疾患（COPD）などが背景にあって CO_2 が貯留しやすい患者さんでは、SpO_2 が 88〜92％を目指すために正確な F_IO_2 で酸素を投与したいことがあり、このようなときにベンチュリーマスクが有用です[3]。

HFNCとNPPVの使い分け

　さて、HFNCとNPPV（non-invasive positive pressure ventilation）ですが、これらはかなりの量のフローを投与しつつ、F_IO_2を21〜100％まで自由に設定することができるので、低流量システムでは低酸素血症（もしくは高二酸化炭素血症）が改善できないときに使います。すぐに気管挿管して人工呼吸！　ではなく、HFNCやNPPVではだめだろうか？　という視点が大事ですね。

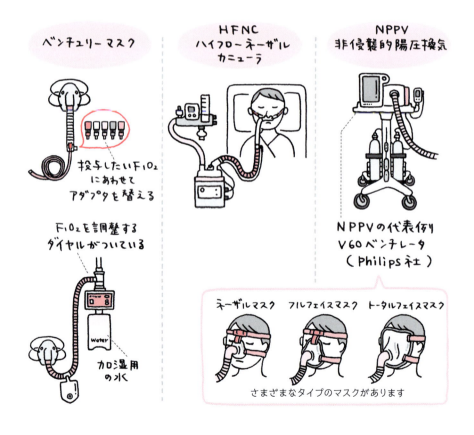

HFNCとNPPVの違いを簡単に説明すると、HFNCは加温・加湿された高流量の酸素を専用の鼻カニューラから投与する装置・方法です。流量としては、患者さんの呼吸努力に応じて10～60L/分くらいで使用します（小児では1～2L/kg/分くらいで使用します）。いきなり高流量（50L/分など）から投与するよりは、20～30L/分くらいから少しずつ流量を上げるほうが患者さんの受け入れはよくなります。酸素と空気をブレンドすれば、F_iO_2が21～100％までの酸素を投与できます。HFNCに必要な準備としては、酸素と圧縮空気をブレンドするブレンダーと加湿装置、もしくは汎用型の人工呼吸器でもHFNCができる機種があります。大量の酸素を流すことで、二酸化炭素を洗い出す効果も多少あります。

　NPPVは、挿管はしないけど人工呼吸ができるというイメージです。持続的に一定の圧をかけるCPAP（continuous positive airway pressure）モードと、吸気と呼気で圧を変えられるbilevel PAPモードがあります。NPPVはより高流量の酸素を投与できますが、HFNCよりも人工呼吸の意味合いが強くなります。この2つの特徴を（表）にまとめてみました。

表 HFNCとNPPVの違い

HFNC		NPPV
・比較的快適	患者さんの快適さ	・ぴったりとマスクを当てる必要があるのでときに不快、軽度の鎮静が必要なことも
・フェイスマスクよりも環境に悪くコストもかかるので、ルーチンの使用はNG[4]	注意点	・意識障害があると使いにくい ・嘔気や嘔吐、誤嚥には注意[5] ・マスクフィットによる皮膚障害リスク
・CO_2貯留のない低酸素性呼吸不全[6,7] ・抜管後の再挿管回避のため[7,8]	よい適応	・COPD増悪（bilevel PAPモード） ・心原性肺水腫（CPAPモード） ・免疫不全患者における挿管回避

HFNCとNPPVですが、最大の違いはHFNCではほとんど圧がかからないのに対して、NPPVは圧がかけられるところです。これをふまえると、HFNCとNPPVの使い分けとしては、圧がかかっていたほうがよい場合はNPPVもしくは気管挿管による人工呼吸器管理、圧は必要ない場合はHFNCということになります。そして、呼吸仕事量が増えている（はーはーしている）場合には、換気の補助ができるNPPVを優先します。どちらの場合でも、呼吸不全が進行しているときは、気管挿管による人工呼吸管理に移行するタイミングが遅れないように、ICUナースはHFNCやNPPVを導入する前と導入した後の変化をしっかり観察することが重要です。

参考文献

1) 日本集中治療医学会教育委員会．"酸素療法"．日本集中治療医学会専門医テキスト．第3版．東京，真興交易（株）医書出版部，2019，137-42．
2) "人工呼吸"．前掲書1），156-73．
3) O'Driscoll, BR. et al. British Thoracic Society Guideline for oxygen use in adults in healthcare and emergency settings. BMJ Open Respir Res. 4 (1), 2017, e000170.
4) Zhong, G. et al. Environmental impact of high-flow nasal oxygenation. Anaesthesia. 78 (5), 2023, 653.
5) Shang, X. et al. Comparison of outcomes of high-flow nasal cannula and noninvasive positive-pressure ventilation in patients with hypoxemia and various APACHE II scores after extubation. Ther Adv Respir Dis. 2021, 15, 17534666211004235.
6) Rochwerg, B. et al. The role for high flow nasal cannula as a respiratory support strategy in adults: a clinical practice guideline. Intensive Care Med. 46 (12), 2020, 2226-37.
7) Qaseem, A. et al. Appropriate Use of High-Flow Nasal Oxygen in Hospitalized Patients for Initial or Postextubation Management of Acute Respiratory Failure: A Clinical Guideline From the American College of Physicians. Ann Intern Med. 174 (7), 2021, 977-84.
8) Yasuda, H. et al. Post-extubation oxygenation strategies in acute respiratory failure : a systematic review and network meta-analysis. Crit Care. 25 (1), 2021, 135.
9) Akashiba, T. et al. The Japanese Respiratory Society Noninvasive Positive Pressure Ventilation (NPPV) Guidelines (second revised edition). Respir Investig. 55 (1), 2017, 83-92.（日本呼吸器学会NPPVガイドライン改訂第2版）．

Q 06 抜管するときの評価をPSVで行うときとTピースで行うときがありますが、どちらがよいですか？

　気管挿管による人工呼吸管理をしていた患者さんの病態が改善してきたら、いよいよ抜管にトライ！　となります。できることなら、なるべく早く抜管してあげたいですよね。

SATとSBTで呼吸器離脱できるか毎日評価を！

　SAT（spontaneous awakening trial：自発覚醒トライアル）とSBT（spontaneous breathing trial：自発呼吸トライアル）という言葉を聞いたことがあるでしょうか？　これは後ほど出てくるABCDEFバンドル（column03 ☞ p.140）にも含まれている項目で、「呼吸器離脱できるか？」を毎日評価するということです。

　SATとは、鎮静薬を中止もしくは減量し、自発的に覚醒するかを確かめるテストです。患者さんの状態がある程度落ち着いてきたら、鎮静薬を終了もしくは減量し、SATを開始します。フェンタニルなどの鎮痛薬を完全に中止してしまうと気管チューブの苦痛が強くなるので、鎮痛薬は継続（もしくは減量して継続）します。30分〜4時間程度観察し、覚醒して指示に従うことができればSATクリアとなります。SAT中に興奮したり、バイタルサインに異常が出たりする場合（呼吸数の増加、頻脈、不整脈など）は、SAT失敗として鎮静薬を再開し、翌日再評価します。

SATをクリアしたら、そのままSBTに移ります。もちろん、SBTを開始するためには、呼吸状態や循環動態がある程度落ち着いている必要があります。重症患者に遭遇したときには、まず気道(A)、呼吸(B)、循環(C)、意識(D)の順で評価と介入をしていきますが（ABCDEアプローチ）、抜管する場合はこの逆で、D、C、Bが安定したらAの抜管という順になります。

　具体的にどのくらい呼吸・循環が落ち着いていたらSBTに進むかですが、呼吸状態としては、人工呼吸管理となった原因が改善傾向であることが大前提です。そして、吸入酸素濃度（F_iO_2）が0.5以下、呼気終末陽圧（PEEP、息を吐ききったときにかかる圧）が8 cmH$_2$O未満でも酸素化が保たれているくらいが目安になります。循環としては、大量の循環作動薬を使用しなくてもバイタルサインが保たれる状況ならばOKです。

SBTは30分間観察しよう！

　ではSBTを開始しましょう。質問にあるように、人工呼吸のプレッシャーサポートモード（PSV）で行う方法と、Tピースを用いる方法があります。実際の方法としては、F_iO_2はそのままで人工呼吸器をPEEP 5 cmH$_2$O・プレッシャーサポート（PS）5 cmH$_2$O程度に設定するか、Tピースを装着して30分（〜2時間）程度観察します[2]。以下のSBT成功基準をすべてクリアできたら、SBTクリアとなります[1]。クリアできない場合はその時点でSBTを終了してSBT前の管理に戻し、また翌日にSBTを行います（SBTは1日1回まで）。

> **SBT 成功基準**
>
> 以下のすべてを満たせば、SBT クリアとする
> - [ ] 呼吸数 < 30 回 / 分
> - [ ] 開始前と比べて明らかな低下がない
>   （たとえば $SpO_2 \geqq 94\%$、$PaO_2 \geqq 70\ mmHg$）
> - [ ] 心拍数 < 140 bpm、新たな不整脈や心筋虚血の徴候を認めない
> - [ ] 過度の血圧上昇を認めない
> - [ ] 以下の呼吸促迫の徴候を認めない
>   （SBT 前の状態と比較する）
>   1. 呼吸補助筋の過剰な使用がない
>   2. シーソー呼吸（奇異性呼吸）
>   3. 冷汗
>   4. 重度の呼吸困難感、不安感、不穏状態

SBT は PSV と T ピースどちらでやるのがいいの？

　65 歳以上で基礎疾患がある（つまり抜管失敗リスクがある）ICU 患者 969 例を、PS 8 cmH_2O・PEEP 0 cmH_2O の PSV で SBT を 1 時間行った場合と、T ピースで 6 L/ 分の酸素を流して SBT を 1 時間行った場合に、ランダムに振り分けて比較した研究[3]があります。この研究では、PSV 群と SBT 群で 28 日間の人工呼吸器フリー期間と、7 日以内の再挿管率（どちらも 13～15 ％程度）、死亡率に有意な差はないという結果が出ました。初回の SBT 成功率は、ほんの少しだけ PSV 群のほうが高くなりました

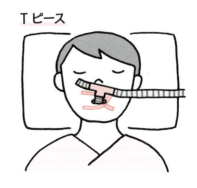

T ピース

(PSV群79.1％ vs Tピース群71.7％)。この研究結果をふまえると、SBTはPSVでもTピースでもどちらでもいいといえそうです。

ただ、PSVの場合は人工呼吸器の設定を変更するだけですが、Tピースの場合はいくらかの物品の準備が必要となりますので、私は基本的にはPSVでSBTをしています。

また、この研究では抜管後の再挿管予防として、約80％の患者さんで、Q5（☞p.29）で紹介したハイフローネーザルカニューラ（HFNC）や非侵襲的陽圧換気（NPPV）療法による酸素投与が抜管後に行われていました。抜管失敗リスクが高い患者さんでは、SBTをクリアして抜管した後に、再挿管を予防する目的でHFNCやNPPVを使用することがあります。SBTをクリアしそうになった段階で、ICUナースは担当医に抜管後の酸素療法の方針も確認しておきましょう。

抜管の前に気道の問題はないかにも気を配ろう！

SBTをクリアしたら抜管！　となりますが、抜管の前に「気道(A)に問題はないか？」も評価する必要があります。抜管した後に気道が閉塞してしまっては困りますよね。とくに女性、長い挿管期間、太い気管チューブ、高いカフ圧、挿管困難例などは、抜管後の喉頭浮腫のリスク[4]があり注意が必要です。

抜管後の気道トラブルリスクがある場合の具体的な流れですが、抜管が近付いてきたらカフを抜いてどのくらい漏れ（リーク）があるかをチェックします。これをカフリークテストといいます。カフを抜いたときに、人工呼吸器の画面でリークが110 mLより少ない場合は「カフリークテスト不合格」となり、抜管後の気道が心配です。カフリークが少ない／ない場合には、抜管の4時間以上前からステロイド（メチルプレドニゾロン［ソ

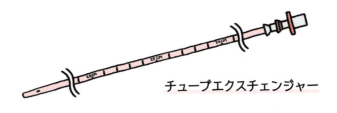
チューブエクスチェンジャー

ル・メドロール®］20 mg など）を何回か投与したり、抜管するときにチューブエクスチェンジャーという細長い棒を気管の中に留置してから抜管したりします[3,4]。

　抜管した後、1時間程度観察し、気道や呼吸パターンに問題がないと判断すれば、チューブエクスチェンジャーは抜去します。「気管に細長い棒が入っていたら苦しいのでは？」と思うかもしれませんが、それまでもっと太い気管チューブが入っていたからか、患者さんはそんなに苦痛を訴えないことが多いです。

　抜管後、息を吸うときにぜーぜーという喘鳴（stridor）がある場合は、気道があやしい状態です。この場合、ステロイドを何回か投与したり、アドレナリンを吸入したりします[4]ので、すぐに使用できる心構えをしておきましょう。もちろん喉頭浮腫がひどい場合は、再挿管となります。再挿管をするときにチューブエクスチェンジャーが気管に入っていると、これをガイドワイヤーのように使って気管チューブを挿管するのに役に立つというわけです。

　また、抜管するときに少し注意したほうがよいのが誤嚥のリスクで、とくに経腸栄養を行っている場合は気にする必要があります。気道の反射が十分であれば誤嚥性肺炎にはなりにくいので、経腸栄養を抜管前にルーチンでストップする必要はありませんが[5]、お腹が張っている場合や、胃管の戻りが多い場合などは、あらかじめ経腸栄養を中止しておくのが安全です。

カフリークテストやSBTはおもに成人における対応で、現時点では小児における確立した方法はありません[6]。また、施設やケースによって多少の違いはあることを含めて、人工呼吸器離脱から抜管までのポイントを理解してもらえたらいいなと思います。

参考文献

1) 日本集中治療医学会ほか．人工呼吸器離脱に関する3学会合同プロトコル（2015年），https://www.jsicm.org/pdf/kokyuki_ridatsu1503b.pdf（2023年9月閲覧）．
2) 大下慎一郎．"人工呼吸器離脱・抜管の実際"．集中治療，ここだけの話．田中竜馬編．東京，医学書院，2018，143-51．
3) Thille,AW. et al. Spontaneous-Breathing Trials with Pressure-Support Ventilation or a T-Piece. N Engl J Med. 387(20), 2022, 1843-54.
4) Pluijms,WA. et al. Postextubation laryngeal edema and stridor resulting in respiratory failure in critically ill adult patients: updated review. Crit Care. 19(1), 2015, 295.
5) Landais,M. et al. Continued enteral nutrition until extubation compared with fasting before extubation in patients in the intensive care unit : an open-label, cluster-randomised, parallel-group, non-inferiority trial. Lancet Respir Med. 11(4), 2023, 319-28.
6) 日本集中治療医学会教育委員会編．"適切な呼吸循環管理"．日本集中治療医学会専門医テキスト．第3版．東京，真興交易（株）医書出版部，2019，830-6．

Q07 いろいろな人工呼吸器やモードがあって困ります。最近の人工呼吸器についているモードの特徴と観察ポイントを教えてください

　この質問、ほんとそうですよね。いろいろな呼吸器やモードがあって困りますよね。当院のICUを見わたすと、ドイツのDräger社のV500、スウェーデンGetinge社にルーツがあるServo、アメリカに本社を置くMedtronic社のPuritan Bennett™980、スイスのHAMILTON Medical社製のHAMILTONシリーズなど、さまざまな国でつくられた人工呼吸器があります。自動車でいえば、さながらドイツのMercedes-BenzやAudi、スウェーデンのVolvo、アメリカのFord……と、輸入車の展覧会のようですよね（そんなことないですかね？）。

　さまざまな人工呼吸器がありますが、基本をおさえればビビる必要はありません。自動車を運転できる人は、基本がわかっていれば、海外製の車でもちょっと説明されただけで運転できますよね。

どんなモードでも一回換気量と圧を確認しよう

　どんなモードであれ、まずは一回換気量と圧がどのくらいかをチェックしてみましょう。どんなモードでも、一回換気量と圧の情報は人工呼吸器に表示されています。一回換気量が極端に小さいもしくは大きすぎないか、かかっている圧が大きすぎないかをみます（Q03 ☛ p.20）。患者さんの状態にもよりますが、一回換気量が理想体重あたり6〜8 mL/kg、一回換気量を得るために必要な圧（ΔP、駆動圧、ドライビングプレッシャーともいいます）が15 cmH$_2$O以下、最大の圧（つまりΔP＋PEEP）が30 cmH$_2$O以下であれば、ひとまずOKでしょう。

自発呼吸はあるか？　非同調はあるか？

　いろいろな呼吸器のモードがありますが、現時点では「絶対的によいモード」というのはありません。つまり、いろいろなモードは患者さんの不快感を少しでも減らすために利用する、くらいのスタンスがよいと私は思っています。

　患者さんの不快感の原因になるもののひとつに、患者さんと人工呼吸器間の非同調があります。非同調とは、患者さんの呼吸と人工呼吸器のサポートがうまくマッチしていない状態のことで、死亡率の上昇とも関連しています[1]。筋弛緩薬の使用中や、とても深い鎮静・鎮痛状態であれば、自発呼吸がない（もしくは弱い）ので非同調は問題になりません。かといって、非同調を減らすのに人工呼吸中の患者さんをルーチンで深鎮静管理するのは時代遅れです[2]。つまり、自発呼吸がある場合は「非同調はないだろうか？」といっ目線で患者さんを観察しましょう。

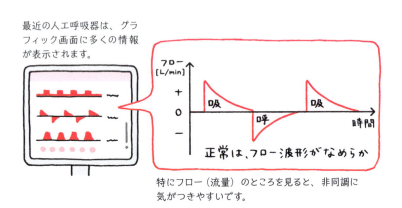

特にフロー（流量）のところを見ると、非同調に気がつきやすいです。

非同調のタイプはいろいろあり、専門家でも非同調を認識して分類するのはむずかしいことがあります。そこで、非同調の詳細はほかの書に譲るとして、ひとまず「患者さんが人工呼吸とマッチしていない感じ」がないかをみてみましょう。具体的には、通常の呼吸パターンか、つまり患者さんが呼吸しようとしたときに胸がスムーズに上がっているかを観察します。また、人工呼吸器の画面のグラフィック波形がスムーズでない場合も、非同調が起きている可能性があります。

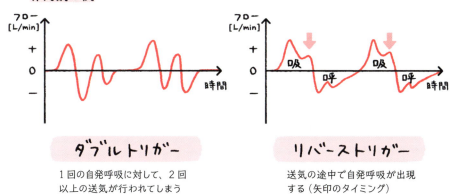

NAVAで非同調を減らせるかも？

　NAVA（ナバ）（神経調節補助換気：neurally adjusted ventilatory assist）というモードを聞いたことがありますか？　これは、Servo（サーボ）シリーズの人工呼吸器で利用できる比較的新しいモードです。胃管のような形状の専用のカテーテルを食道に入れると、カテーテルの食道に位置する部分についている電極が横隔膜活動電位（Edi）を測定します。Ediは横隔膜の動きを反映しており、Ediにもとづいてサポートを調整するモードがNAVAです。

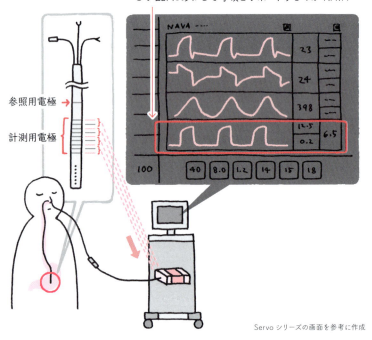

Servo シリーズの画面を参考に作成

　通常のモードは、吸気サポートの始まりや終わりを呼吸器回路の空気の流れ（フロー）で感知していますが、患者さんが吸いたいときに適切に人工呼吸器がサポートしてくれないといった非同調（ミストリガーといいます）が起きることがあります。一方で、NAVA は回路内のフローに関係なく人工呼吸器のサポートを制御しているので、ミストリガーのような非同調を減らし、人工呼吸期間をも短くできる可能性があります[3]。

ASV と INTELLiVENT

　またまた新しい単語が出てきました。ASV（adaptive support ventilation）とは、HAMILTON（ハミルトン）シリーズの人工呼吸器で利用できるモードです。ASV

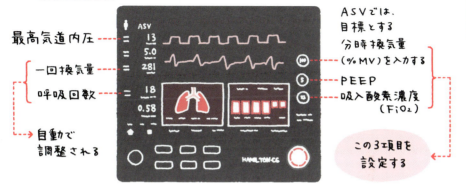

の特徴は、目標の分時換気量（1 分間に何 L 呼吸するか）を設定すれば、一回換気量や呼吸回数は人工呼吸器がいいように調整してくれるという点です。

ASV では、患者さんの身長と体重を入力すると、理想体重から標準的な分時換気量（minute volume：MV）を計算してくれるので、標準的な分時換気量の何％（％MV）を目標にするかをセットします。％MV はたいてい 100 ％前後に設定し、発熱がある場合は 120 ％程度とします。つまり、％MV、吸入酸素濃度（F_iO_2）、PEEP の 3 項目のみを医療者が設定すれば、呼吸仕事量が最小限になるように人工呼吸器が調整してくれるというわけです。

INTELLiVENT-ASV は ASV をさらに発展させたモードで、目標の SpO_2 や呼気終末二酸化炭素分圧（$ETCO_2$）を設定しておけば、分時換気量（％MV）、F_iO_2、PEEP もすべて自動調整してくれます。ある程度自動で呼吸状態を調整してくれる ASV や INTELLiVENT-ASV を利用している場合でも、ICU ナースは一回換気量・圧・呼吸回数を定期的にチェックしてくださいね。

全身麻酔下の手術中の患者さんで肺が極端に悪い人はほとんどいません。また、多くの場合深い鎮静・鎮痛状態でかつ筋弛緩薬を使用しているため、自発呼吸がないことが多く人工呼吸器の設定に困ることもほとんどありません。一方で、ICU では肺が悪い患者さんが人工呼吸管理となっていることが多く、自発呼吸と非同調、呼吸困難、鎮静レベルなどきめ細かい管理が必要になります。ICU ナースの人工呼吸器の理解が、日々の管理をより円滑にするのはいうまでもありません。

参考文献

1) Blanch,L, et al. Asynchronies during mechanical ventilation are associated with mortality. Intensive Care Med. 41(4), 2015, 633-41.
2) Vincent,JL, et al. Comfort and patient-centred care without excessive sedation：the eCASH concept. Intensive Care Med. 42(6), 2016, 962-71.
3) Yuan,X, et al. Neurally adjusted ventilatory assist as a weaning mode for adults with invasive mechanical ventilation：a systematic review and meta-analysis. Crit Care. 25(1), 2021, 222.
4) Hamilton Medical. Adaptive Support Ventilation（ASV）：どのように機能するのか？. https://youtu.be/d35qx0A3PAg?si=zl86eCAMP7UDqta6（2024 年 2 月閲覧）.
5) 中島幹男. adaptive support ventilation（ASV）. INTENSIVIST：人工呼吸器. 10(3), 2018, 2018, 703-15.

Q08 ARDSの患者さんの観察ポイントを教えてください

　ARDS（急性呼吸窮迫症候群：acute respiratory distress syndrome）とは、心不全などでは説明できない両側の浸潤影（胸部X線写真やCTで肺が白くなる）があり、動脈血酸素分圧／吸入酸素濃度（PaO_2/F_IO_2、P/F）比が300 mmHg以下の急性呼吸不全をいいます[2]（厳密な定義はもう少し複雑です）。ARDSは肺炎、敗血症、外傷、熱傷、術後などさまざまな原因で起こり、みなさんの施設でもたびたび出くわすのではないでしょうか。ところがこのARDSは、特効薬がなく死亡率も20〜50％程度と高いため、なかなかやっかいです。

ARDSでは一回換気量を少なめにしてPEEPをかける！

　現時点で、ARDSの患者さんが人工呼吸をしている場合、一回換気量を4〜8 mL/kg（実体重でなくて理想体重あたり）に制限することが強く推奨されています[1]。いわゆる「肺保護換気」ですね。ARDSでは、大人の患者さんでも正常な肺は赤ちゃんくらいの大きさしか残っていないので、baby lung（赤ちゃんの肺）などといわれます。この残された正常でふくらみやすい一部の肺に大きな負荷がかかってしまわないよう、赤ちゃんの肺を換気するイメージで、一回換気量をやや小さめに設定します。

baby lung

ARDS の典型的な胸部 CT 画像

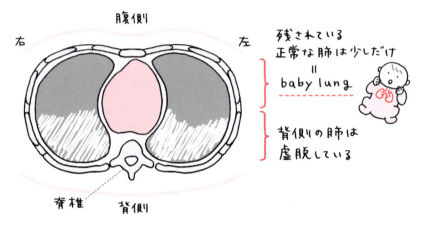

そのため、ICU ナースには人工呼吸器のディスプレイに表示される一回換気量を定期的にチェックし、換気量が大きくなる場合には担当医に報告する必要があります。とはいえ換気量を制限するのはむずかしいことも多く、場合によっては ARDS の急性期（早期）に筋弛緩薬を使用することもあります。

ARDS の人工呼吸器 設定の例

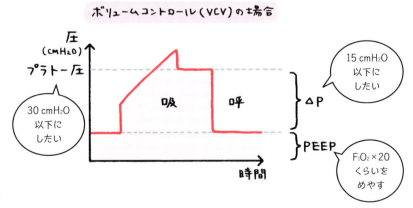

表1 PEEPのめやす（PEEP table）[5]

吸入酸素濃度（F_iO_2）	0.3	0.4	0.5	0.6	0.7	0.8	0.9	1.0
PEEP（cmH_2O）	5	5〜8	8〜10	10	10〜14	14	14〜18	18〜24

たとえば SpO_2 を88〜95％に保つのに必要な F_iO_2 と PEEP の組み合わせに設定します

　また、人工呼吸器の設定としては一回換気量をおさえるだけでなく、プラトー圧や駆動圧（「ΔP」「ドライビングプレッシャー」ともいいます）が高くなりすぎないほうがよいと考えられています。めやすとしては、プラトー圧が 30 cmH_2O 以下、駆動圧が 15 cmH_2O 以下を目標にします[4]。そして、高めのPEEPをかけて肺をなるべく開くことを意識しています。PEEPのめやすとしては、ざっくり吸入酸素濃度×20（cmH_2O）くらいになります 表1。

VAPを予防しよう

　もう1つ推奨されているのが、人工呼吸器関連肺炎（ventilator-associated pneumonia：VAP）予防バンドル[6]を実施することです。VAPとは、人工呼吸を始めて48時間以降に発症する細菌性肺炎のことです。みなさんの施設でもVAP予防バンドルはあるでしょうか？　具体的なVAP予防バンドルとしては、次ページのものが挙げられます。

- 確実な手指衛生
- 人工呼吸回路を頻回に交換しない
- RASS（richmond agitation-sedation scale/Q23 ☞ p.145）スコアで鎮静度を評価し、過鎮静を避ける
- 毎日 SBT（Q06 ☞ p.35）を行い、人工呼吸器から離脱できるか評価する
- 仰臥位で管理しない（30°をめやすにヘッドアップで管理する）など

 そのほかにも、口腔ケアや 24 時間ごとの気管チューブのカフ圧チェック、声門下持続吸引（声門より下、カフより上にたまった液体を吸引できる気管チューブがあります）などの有用性が示唆されています。VAP 予防法は ICU ナースが主体となって行えるものが多いため、すべての人工呼吸中の患者さんに意識していきましょう。

そのほかの ARDS の治療法など

 比較的軽症の ARDS の場合は、ハイフローネーザルカニューラ（HFNC）や非侵襲的陽圧換気（NPPV）を用いることがあります。ARDS は急速に進行することも多いので、状態に合わせて適切なタイミングで気管挿管による人工呼吸器管理に移行する必要があります。油断せず酸素化や呼吸状態を観察しましょう。具体的には、現時点の SpO_2 や P/F 比の値だけでなく、どのように推移しているか（トレンド）、呼吸努力が強くなってきていないかなどを意識しましょう。

 また、低用量のステロイドの使用が推奨されており、メチルプレドニゾロン（ソル・メドロール®など）を使用することが多いです[1]。この場合、ステロイドの副作用である血糖値の上昇や消化管出血リスクにも気を配れたら、デキる ICU ナースの仲間入りですね！

重症ARDSの場合に行われる腹臥位療法（Q09 ☞ p.52）、V-V ECMO（Q10 ☞ p.56）については、それぞれ該当する項目を参照してください。そして忘れてはならないのが、Q04で解説した呼吸困難への対応です。ARDSの患者さんの多くが呼吸困難を訴えます。人工呼吸器やオピオイドの調整を行っても、呼吸困難を完全に取り切ることはむずかしいことがよくあります。そんなとき、病態を理解したICUナースの看護は、患者さんの安心に大いに貢献するのは間違いありません。

参考文献

1) 日本集中治療医学会ほか．ARDS診療ガイドライン2021．日本集中治療医学会雑誌．29（4），2022，295-332．
2) ARDS Definition Task Force．et al．Acute respiratory distress syndrome；the Berlin Definition．JAMA．307（23），2012，2526-33．
3) 日本集中治療医学会教育委員会編．"呼吸不全"．日本集中治療医学会専門医テキスト．第3版．東京，真興交易（株）医書出版部，2019，126-36．
4) Amato,MB．et al．Driving pressure and survival in the acute respiratory distress syndrome．N Engl J Med．372（8），2015，747-55．
5) Acute Respiratory Distress Syndrome Network．Ventilation with lower tidal volumes as compared with traditional tidal volumes for acute lung injury and the acute respiratory distress syndrome．N Engl J Med．342（18），2000，1301-8．
6) 日本集中治療医学会ICU機能評価委員会．人工呼吸関連肺炎予防バンドル2010改訂版．https://www.jsicm.org/pdf/2010VAP.pdf（2023年3月閲覧）．
7) Rello, J．et al．A European care bundle for prevention of ventilator-associated pneumonia．Intensive Care Med．36（5），2010，773-80．
8) Pozuelo-Carrascosa,DP．et al．Subglottic secretion drainage for preventing ventilator-associated pneumonia；an overview of systematic reviews and an updated meta-analysis．Eur Respir Rev．29（155），2020，190107．
9) Hraiech,S．et al．Myorelaxants in ARDS patients．Intensive Care Med．46（12），2020，2357-72．
10) Coppadoro,A．et al．Non-Pharmacological Interventions to Prevent Ventilator-Associated Pneumonia；A Literature Review．Respir Care．64（12），2019，1586-95．

Q09 腹臥位療法をするときの注意点を教えてください

腹臥位は半日以上行う！

　腹臥位、つまりうつ伏せで人工呼吸をしている患者さんを見たことがありますか？　腹臥位療法によって重症のARDS（急性呼吸窮迫症候群：acute respiratory distress syndrome）の死亡率が下がることが報告され、新型コロナウイルス感染症（COVID-19）のパンデミックでもより注目されるようになりました。腹臥位によって、背中側の肺の無気肺が改善し、前面（腹側）の肺の過膨張を防ぐことができ、結果として酸素化もよくなることが多いです。

　具体的な腹臥位療法の成果として、2013年に報告された研究（PROSEVA study）[1]を紹介します。この研究では、吸入酸素濃度が0.6以上でP/F比が150未満（かなり重症！）のARDSの患者さんで、腹臥位療法を行う場合と行わない場合を比較すると、28日死亡率は仰臥位群で32.8％、腹臥位群で16.0％という結果になりました。この研究では、1日17時間程度の腹臥位療法を行っています。国内外の最新のARDSガイドライン[2, 3]でも、中等〜重症のARDSで腹臥位療法が推奨されており、腹臥位を行う場合は12〜16時間以上を考慮すべきとなっています。だいぶ長い時間、腹臥位にするんです。

腹臥位中は合併症に細かく気を配ろう！

　長い時間を腹臥位で管理すると、体位による合併症が起きる可能性があ

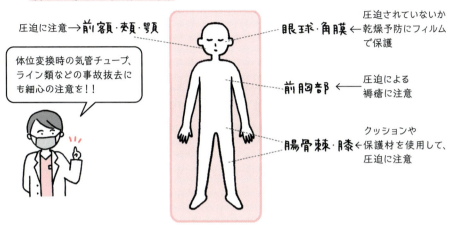

ることは想像できるでしょう。とくに圧迫による褥瘡や、眼球の圧迫に気を付ける必要があります。圧迫される部位には皮膚保護材を貼付して褥瘡を予防します。とくに、前胸部、顔面（おでこや頬）、腸骨棘、膝あたりは要注意です。圧を分散するクッションなどをうまく利用しましょう。また、目にはメパッチを貼って角膜の乾燥を防ぎます。腹臥位療法にあまり慣れていない施設では、実際に腹臥位のシミュレーションを行い、体位変換時の注意点の確認や、体位自体による合併症を防ぐ対策をするのがよいと思います。

　手術室スタッフは、腹臥位で行う手術（脊椎手術など）を経験していることが多いので、手術室スタッフに協力を依頼するというのもひとつの手です。もちろん体位変換時は、ライン類の自己抜去や呼吸状態・循環動態の変動にも気を配りましょう。

腹臥位中は観察がむずかしい

　たいていの場合、腹臥位中は深めの鎮静を行います。そのため、患者さん自身で痛みやつらさを訴えることができません。表情を観察するのもむずかしくなり、鎮静具合は BIS（bispectral index）などの脳波モニターで判断することになります。また、腹臥位療法を行うような重症 ARDS では、自発呼吸を抑えて過大換気を防ぐために筋弛緩薬を併用することも多く、その場合患者さんは動くこともできなくなります。筋弛緩薬を使用する場合は、特に体位による合併症に注意しましょう。

腹臥位中も一回換気量を抑えるのが大事

　ARDS の基本の管理は、過大換気を防ぐ、つまり一回換気量を少なめにして PEEP をかけることです（Q08 p.47 参照）。ただ腹臥位にすればいいわけではなく、腹臥位療法中も一回換気量を制限することが重要[4]です。はじめに紹介した PROSEVA study[1]でも、一回換気量は理想体重あたり 6.1 mL/kg 程度に抑えられていました。やはり一回換気量を抑えるのは大事なんですね。そのため、ICU ナースは腹臥位療法中も一回換気量を定期的に確認し、目標範囲よりも換気量が大きくなる時間が長くなるときは担当医と情報共有をしましょう。

◆　◆

　腹臥位療法中の経管栄養はどうしようか？　と思うことがありますが、腹臥位療法中の経管栄養は嘔吐や人工呼吸器関連肺炎（VAP）のリスクを上げるわけではなさそうです[5]。腹臥位中に胃から逆流してしまっても、吐いたものは床の方向に出るので誤嚥する可能性は低いだろうということで、われわれの施設では、腹臥位療法中でも経管栄養の少量持続投与を継続することが多いです。

参考文献

1) Guérin, C. et al. Prone positioning in severe acute respiratory distress syndrome. N Engl J Med. 368 (23), 2013, 2159-68.
2) 日本集中治療学会ほか. ARDS診療ガイドライン2021. 日本集中治療医学会雑誌. 29 (4), 2022, 295-332.
3) Grasselli, G. et al. ESICM guidelines on acute respiratory distress syndrome : definition, phenotyping and respiratory support strategies. Intensive Care Med. 49 (7), 2023, 727-59.
4) Sud, S. et al. Comparative Effectiveness of Protective Ventilation Strategies for Moderate and Severe Acute Respiratory Distress Syndrome. A Network Meta-Analysis. Am J Respir Crit Care Med. 203 (11), 2021, 1366-77.
5) Zhu, B. et al. Meta-Analysis of Efficacy and Safety of Prone Enteral Nutrition in Critically Ill Ventilated Patients. Altern Ther Health Med. 29 (8), 2023, 754-9.

Q10 ECMO 中の呼吸管理のポイントについて教えてください

　2020年前後の新型コロナウイルス感染症（COVID-19）のパンデミックによって、ECMO（体外式膜型人工肺：extracorporeal membrane oxygenation）という言葉が医療関係者以外にも広く知れわたることになりました。ここでは、おもに呼吸不全に対して使用される ECMO についてお話しします。呼吸不全に対する ECMO は、「respiratory ECMO」ともよばれます。

ECMO ができること

　ECMO は体外循環装置のひとつです。重症の ARDS（急性呼吸窮迫症候群：acute respiratory distress syndrome）では、肺で血液を酸素化することと、体内で産生された二酸化炭素（CO_2）を吐き出すことがむずかしくなります。ECMO はこの「血液の酸素化」と「CO_2 の除去」をすることができます。呼吸の補助のためには、静脈から血液を抜き、酸素化された血液を静脈に戻す V-V ECMO が使われます。ヒトは酸素が全身に供給され続けないと生きていくことはできませんが、肺が悪くても ECMO によって血液が酸素化されれば、とりあえずは生きていくことができます。

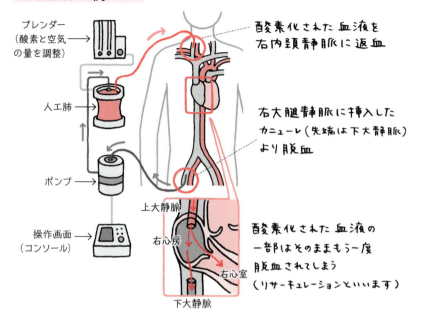

つまり、「ECMOでARDSが治る!」というのは厳密には間違いです。ECMOができるのは、低酸素血症と高CO_2血症をひとまず改善させることだけです。もっとまとめると、ECMOの意義は肺が治るまでの時間稼ぎをすることです[2]。患者さんや家族が「ECMOをつければ治るんだ」と思ってしまう認識のずれがしばしば起きやすく、繰り返し丁寧に説明をする必要があります。

ECMOの適応は?

では、どんな患者さんにECMOを導入するでしょうか。現時点で絶対的な基準はなく、施設ごとの基準もあるでしょう。つまり、ECMOを導入するかは患者さんごとに検討する必要があります。ポイントは、重度の低酸素血症や高CO_2血症が、適切な人工呼吸管理をしても改善できない

場合にECMOの導入を考慮することになります。具体的な例を挙げると、動脈血酸素分圧/吸入酸素濃度（P/F）比が80未満、CO_2が貯留しpH＜7.15の呼吸性アシドーシス、人工呼吸器のプラトー圧が35〜40 cmH_2Oを超える、などが続く場合、ECMOの導入を考慮します[2]。

一方で、厳しい人工呼吸器設定が1週間以上続いている、肺が治る見込みがない、抗凝固療法ができない（脳出血などによって）、高齢、予後が悪い悪性疾患がある場合などは、ECMOの導入が適切でないと判断されることが多いです。

肺を休ませてあげよう

では、ECMOで肺が治るまでの時間稼ぎをしている間、人工呼吸器はどんな設定にするでしょうか。肺は、人工呼吸器によって高い圧がかかって過剰にふくらんだり、伸び縮みしたりすることでダメージを受けます[3]。この人工呼吸器によって肺が受けるダメージをVALI（人工呼吸器関連肺傷害：ventilator-associated lung injury／Q12 p.68参照）といいます。そのため、酸素化とCO_2除去をECMOがやってくれている間は、なるべく肺を休ませて（lung rest）、VALIを防ぐのが得策です。

具体的なlung restの人工呼吸器設定ですが、駆動圧（ΔP、ドライビングプレッシャー）＜15 cmH_2O、PEEP 10 cmH_2O、F_iO_2＜0.4〜0.5程度にし、一回換気量を4〜6 mL/kg未満に抑えるようにすることが多いです[4]。患者さんの自発呼吸が強い場合は、鎮静・鎮痛・筋弛緩薬を適宜使うこともありますし、背側の肺が潰れている場合にはECMOと腹臥位を組み合わせることもあります。逆に、患者さんの呼吸が落ち着いていれば、ECMO中に覚醒させたり、場合によっては抜管したりすることもあり得ます。

ECMO 中のチェックポイント

　ECMO 中は脱血管や送血管のトラブルに注意する必要があります。挿入部位の異常がないかを定期的に確認します。また、万が一これらの管が抜けてしまうと、大出血だけでなく呼吸状態も危うくなりますので、事故抜去にはくれぐれも注意する必要があります。そのため、鎮静薬などの調整、場合によっては身体抑制を適切に行います。鎮静薬のミダゾラム（ドルミカム®）、プロポフォール、デクスメデトミジン（プレセデックス®）、鎮痛薬のフェンタニルなど、ICU でよく使われている鎮静・鎮痛薬は ECMO の回路に吸着されやすく効果が減弱しやすいため、普段よりも多めに使用しなくてはいけないことがしばしばあります（ちなみに、モルヒネは ECMO 回路にほとんど吸着されません）。

　定期的に、RASS（richmond agitation-sedation scale）などの鎮静スケールや BIS（bispectral index）などの脳波モニター、NRS（numerical rating scale）や BPS（behavioral pain scale）などの鎮痛スケールをチェックし、鎮静・鎮痛レベルが適切かを評価しましょう。

　また、ECMO の回路（とくに人工肺）がつまらないように、ECMO 中は抗凝固療法（おもにヘパリン）を使用することが多いです。そのため、出血関連の合併症（胃管の排液が血性でないか、血便や黒色便はないか、片麻痺・けいれん・意識障害など脳出血を疑うような神経所見はないか）がないかも確認しましょう。

　ECMO 管理中はさまざまなデバイスやモニタリングに囲まれ、複雑できめ細かな管理が求められます。ICU ナースは、担当医や臨床工学技士とコミュニケーションをとりながら、患者さんの変化を敏感に察知できるように意識しましょう。

参考文献

1) Brodie, D. et al. Extracorporeal membrane oxygenation for ARDS in adults. N Engl J Med. 365 (20), 2011, 1905-14.
2) 日本集中治療医学会教育委員会編集. "人工呼吸". 日本集中治療医学会専門医テキスト. 第3版. 真興交易（株）医書出版部. 2019, 137-42, 156-73.
3) Amato, MB. et al. Driving pressure and survival in the acute respiratory distress syndrome. N Engl J Med. 372 (8), 2015, 747-55.
4) Schmidt, M. et al. Mechanical Ventilation Management during Extracorporeal Membrane Oxygenation for Acute Respiratory Distress Syndrome. An International Multicenter Prospective Cohort. Am J Respir Crit Care Med. 200 (8), 2019, 1002-12.

Q11 経肺圧ってなんですか？

実際に肺にどのくらいの圧力がかかっているか？＝経肺圧

　経肺圧を測定しているのを見たことがあるでしょうか？　経肺圧とは、実際に肺にかかっている圧力です。自発呼吸がある場合、実際の肺にかかっている圧力（経肺圧）は、人工呼吸器の画面に表示される気道内圧ではないことが多々あります。

　図を見ながら考えてみましょう。まずAの通常の自発呼吸をしている状態を考えます。通常状態で、吸気の終わりに気道にかかっている圧（気道内圧）をここでは 0 cmH₂O としましょう。息を吸おうとしたときは胸腔内が陰圧になりますよね。たとえば 8 cmH₂O の陰圧が発生したとすると、吸気時に実際に肺にかかる圧（つまり経肺圧）は 8 cmH₂O になります。つまり、経肺圧＝気道内圧－胸腔内圧となるイメージができましたか？

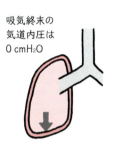

A 通常の自発呼吸

吸気終末の気道内圧は 0 cmH₂O

吸気には胸腔内が陰圧になる
（－8 cmH₂O とします）

経肺圧 ＝ 0 －（－8）
　　　 ＝ 8 cmH₂O

経肺圧 ＝ 気道内圧 － 胸腔内圧

これを食道内圧で代用する！

次はBの状態を考えます。重度の肥満で、大量の腹水と胸水があり肺がふくらみにくい状態の患者さんに人工呼吸をしています。筋弛緩薬が効いていて、自発呼吸がない状態を考えます。高い圧をかけないと換気ができないことが多く、たとえば人工呼吸器の吸気圧（気道内圧）を 30 cmH$_2$O と設定したとしましょう。このとき胸腔内圧が 25 cmH$_2$O とすると、このときの経肺圧は 30 − 25 = 5 cmH$_2$O となります。

次に、自発呼吸が強く呼吸困難を訴えているCの状態を考えます。人工呼吸器の吸気圧の設定は 10 cmH$_2$O とします。しかし、患者さんの呼吸努力が強い場合には胸腔内圧が強い陰圧（たとえば − 15 cmH$_2$O）になり、経肺圧は 10 −（− 15）= 25 cmH$_2$O とかなり高くなっていることになります。25 cmH$_2$O を超えるような高い経肺圧は肺にダメージを与える可能性があります[1]。

実際にはどうやって経肺圧を測るの？

経肺圧は、「気道内圧－胸腔内圧」です。気道内圧は、人工呼吸器のディスプレイを見ればわかります。プレッシャーコントロール（PCV：圧で一回換気量を決める）の場合、吸気時は最高気道内圧、呼気時は PEEP が

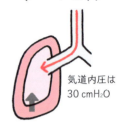

B 肥満で胸腹水がある人
（人工呼吸中）

気道内圧は 30 cmH$_2$O

胸腔内圧は 25 cmH$_2$O

経肺圧 = 30 − 25
　　　 = 5 cmH$_2$O

※気道内圧が高いからといって、肺にかかる圧が高いわけではない！

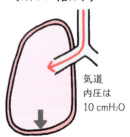

C 自発呼吸だが呼吸困難が強い
（NPPV 使用中）

気道内圧は 10 cmH$_2$O

自発呼吸が強く、胸腔内は − 15 cmH$_2$O

経肺圧 = 10 −（−15）
　　　 = 25 cmH$_2$O

※自発呼吸が強いときは、経肺圧が高い可能性!!

気道内圧と考えればOKです。ということは、胸腔内圧がわかれば経肺圧がわかりますね。

実際に胸腔内圧を測るのは侵襲的なので、<u>胸腔内圧の代わりに食道内圧を利用</u>します。食道内圧は、細い胃管のような食道内圧バルーンを食道に留置することで測定できます。つまり、<u>経肺圧＝気道内圧－食道内圧</u>といえます[2]。食道内圧バルーンを人工呼吸器に接続することで連続的に経肺圧を

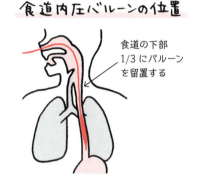

食道内圧バルーンの位置

食道の下部1/3にバルーンを留置する

表示してくれる便利な人工呼吸器があり、当院でも使用しています（当院の場合はHAMILTON C6という人工呼吸器）。

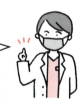

経肺圧 ＝ 気道内圧 － 胸腔内圧
　　　　　　　　　　　　↑
　　　　　　　　　　食道内圧で代用
　　　　　　　　⇓
経肺圧＝気道内圧－食道内圧
ですね！

では、わざわざ食道内圧バルーンを挿入して経肺圧を測る意味はなんでしょうか？　その意味は大きく２つあります。

経肺圧を測る意味 その①：P-SILI（ピーシリ）を予防する

いきなりですが、P-SILIという言葉を聞いたことがありますか？P-SILIとは、patient self-inflicted lung injuryの頭文字をとったもので、

直訳すると「患者さん自身が引き起こしてしまう肺傷害」です。もう少しわかりやすくいうと、患者さんの自発呼吸が強すぎることで起こる肺傷害がP-SILIです[3]。前ページのパターンCのように、強い呼吸努力がある場合には、高い経肺圧によって肺が引き伸ばされてダメージを受けるため、経肺圧のモニタリングがP-SILI予防につながる可能性があります。

　自発呼吸（呼吸努力）が強すぎて高い経肺圧がかかっている場合には、適宜プロポフォールなどの鎮静薬を用いたり、筋弛緩薬を使用したりすることがあります。ただし、ルーチンで筋弛緩薬を使ってしまうと横隔膜の機能が落ちてしまうことにつながるので、可能ならば自発呼吸をなるべく残し、かつ強すぎる自発呼吸を抑えてあげる必要があります[4]。患者さんそれぞれに合わせて人工呼吸器の設定を調整し、適切に鎮静・鎮痛薬、筋弛緩薬を使うのが重要[5]です。

　ただし、長期的に筋弛緩薬を使用すると筋力が弱り、ICU-AW（column03 ☞p.140）につながる可能性がありますので、筋弛緩薬は中等症から重症例の早期にのみ使用し、その使用も48時間以内にとどめることを意識しています[6,7]。また、筋弛緩薬を使う目的は強すぎる自発呼吸を抑えつつ過大換気を防ぐためですので、筋弛緩薬が過量にならないように筋弛緩モニターを利用して筋弛緩のレベルをチェックするようにしています。

　そして、筋弛緩薬を使用しているときは、意識はあるけど動けない状態（金縛り）にならないよう、適宜BIS（深い鎮静だと0に近い値になり、覚醒状態だと100に近い値を示す。40〜60くらいが適正な鎮静レベルのめやす）などの脳波モニターなどを利用します。筋弛緩薬は深部静脈血栓症や人工呼吸器関連肺炎（VAP／Q08 ☞p.47）にも関連しているので、血栓予防やVAP予防についても気を配れたらデキるICUナースですね。

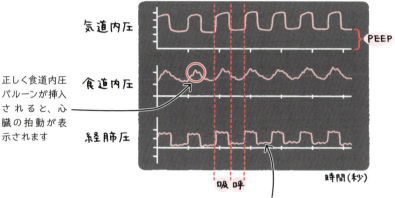

経肺圧を測る意味 その②：肺がしぼまない PEEP を設定する

　もう１つの経肺圧を測る意味は、PEEP の設定です。PEEP とは、呼気終末陽圧（positive end-expiratory pressure）のことで、息を吐き切ったとき（呼気終末）に気道にかかっている圧のことです。呼気終末にある程度の圧（つまり PEEP）がかかっていることで、肺胞がしぼみにくくなります。一度しぼんでしまった肺胞を再度ふくらませるのはたいへんなので、ある程度の圧（PEEP）を呼気終末にかけておくことで、肺胞が完全に虚脱するのを避けようというコンセプトです。完全にしぼんだ風船よりも少しふくらんだ風船のほうが、ふくらませやすいイメージがありますよね。

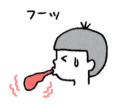
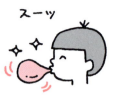
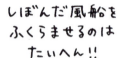

　経肺圧を連続的にモニタリングしていれば、息を吐いたとき（呼気時）に経肺圧が0以下にならない程度のPEEPを知ることができます。つねに経肺圧が0 cmH₂O以上であれば（マイナスにならなければ）、肺胞は虚脱しにくくなります。かといってむやみに高すぎるPEEPを設定すると、肺が過膨張になるだけでなく、血圧の低下にもつながります。PEEPをあげると胸腔内圧が上がるので、心臓に返ってくる血液が減ってしまうからです。そのため、経肺圧モニタリングによって適度なPEEPを設定することは理にかなっています。

　重症の呼吸器疾患において、PEEPの決定に経肺圧を使ったほうが予後はよくなったという研究[8]と、変わりはなかったという研究[9]どちらもあります。現時点で全例に経肺圧モニタリングを行ってPEEPを決めることは推奨されていませんが[7]、経肺圧の考え方を意識することで肺のダメージを避け、肺が虚脱しないような管理を目指しています。

> 要Check!

P₀.₁ って聞いたことありますか？

　最近では、呼吸努力の強さをみる指標として P₀.₁ というのが注目されています。たとえば、口にコップをぴったり当てて息を吸おうとしたときに、コップのなかが陰圧になるのはイメージできますか？　このとき、呼吸努力が強くて一生懸命に息を吸おうとすると、コップのなかがより陰圧になるのもイメージできると思います。つまり、人工呼吸中の自発呼吸がある状態で、吸気の始まりに 0.1 秒だけ空気の流れを止めたときに、どのくらい陰圧になるかが P₀.₁ です。

　人工呼吸中は P₀.₁ が 1～4 cmH₂O くらいがいい[10]といわれています。陰圧の大きさを示すので、マイナスをつけて表現する場合もあります。P₀.₁ がもっと大きな値（強い陰圧）の場合は、P-SILI の危険が高くなるということです。最近の人工呼吸器の多くが、ボタンを押すと P₀.₁ を測定してくれますので、みなさんの施設の人工呼吸器でも、P₀.₁ を測定してみてはいかがですか？

参考文献

1) Slutsky, AS. et al. Ventilator-induced lung injury. N Engl J Med. 369 (22), 2013, 2126-36.
2) Shimatani, T. et al. Fundamental concepts and the latest evidence for esophageal pressure monitoring. J Intensive Care. 11 (1), 2023, 22.
3) Brochard, L. et al. Mechanical Ventilation to Minimize Progression of Lung Injury in Acute Respiratory Failure. Am J Respir Crit Care Med. 195 (4), 2017, 438-42.
4) Goligher, EC. et al. Lung- and Diaphragm-Protective Ventilation. Am J Respir Crit Care Med. 202 (7), 2020, 950-61.
5) Chanques, G. et al. Analgesia and sedation in patients with ARDS. Intensive Care Med. 46 (12), 2020, 2342-56.
6) Alhazzani, W. et al. Neuromuscular blockade in patients with ARDS: a rapid practice guideline. Intensive Care Med. 46 (11), 2020, 1977-86.
7) 日本集中治療医学会ほか. ARDS 診療ガイドライン 2021. 日本集中治療医学会雑誌. 29 (4), 2022, 295-332.
8) Wang, R. et al. Mechanical Ventilation Strategy Guided by Transpulmonary Pressure in Severe Acute Respiratory Distress Syndrome Treated With Venovenous Extracorporeal Membrane Oxygenation. Crit Care Med. 48 (9), 2020, 1280-8.
9) Beitler, JR. et al. Effect of Titrating Positive End-Expiratory Pressure (PEEP) With an Esophageal Pressure-Guided Strategy vs an Empirical High PEEP-Fio2 Strategy on Death and Days Free From Mechanical Ventilation Among Patients With Acute Respiratory Distress Syndrome : A Randomized Clinical Trial. JAMA. 321 (9), 2019, 846-57.
10) Goligher, EC. et al. Clinical strategies for implementing lung and diaphragm-protective ventilation : avoiding insufficient and excessive effort. Intensive Care Med. 46 (12), 2020, 2314-26.

Q12 最強の人工呼吸器設定を教えてください

おもしろい質問ですね！ 「最強」の設定、つまりどんな人工呼吸器設定がベストかってことですよね。これはずばり、次の2点だと思います。

①人工呼吸器関連肺傷害を最小限にする

人工呼吸器は、肺が悪いときに換気を助けてくれますが、人工呼吸器自体が肺にダメージを与えてしまうこともあります。これを人工呼吸器関連肺傷害（ventilator-associated lung injury：VALI もしくは ventilator-induced lung Injury：VILI）といいます[1]。少しでも VALI／VILI を減らすような人工呼吸器設定にしたいですよね。

VALI／VILI の代表が、高い圧で肺が過剰に伸び縮みすることによるダメージです。これを防ぐためには、一回換気量を制限する肺保護換気の意識が大事です。高すぎる圧は気胸の原因にもなります。どうしても高い圧が必要なときは、早期に ECMO を導入することも選択肢の1つです。

また、人工呼吸器の設定が高くなくても（一回換気量を制限しているようにみえても）、患者さんの自発呼吸が強い場合は、患者さん自身の自発呼吸の陰圧が肺にダメージを与える（P-SILI／Q11 ☛ p.61）こともありますので、適切に鎮静・鎮痛・筋弛緩薬を使うことも大事です。

②個人差や経時的変化を考慮する

呼吸不全といっても、その原因は敗血症、外傷、細菌性肺炎などいろいろですし、肺のコンディションは患者さんによってそれぞれです。また、同じ患者さんの肺でも、ふくらみやすい肺胞としぼみやすい肺胞、正常な肺胞が混在しています。さらに、病態も悪い方向／よい方向にかかわらずどんどん変化していきいます。つまり、患者さんの個人差や経時的変化に対応するオーダーメイドの人工呼吸器設定がベストです。すべての患者さんにマッチする同じ人工呼吸器設定があるわけではありません。

その時点でのベストな人工呼吸器設定を実現するための例として、電気インピーダンス・トモグラフィ（EIT：electrical impedance tomography）を紹介しましょう。EIT は、患者さんの胸部に専用のベルトを巻き付けることで、肺のどの部位が過伸展もしくは虚脱しているかを、リアルタイムで目に見えるようにした装置です。

EIT モニタリングの画面

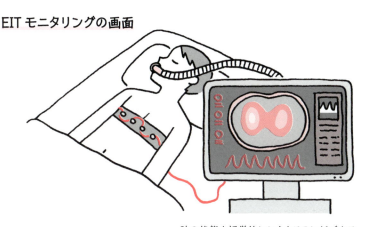

肺の状態を視覚的にとらえることができる

人工呼吸中はどうしても無気肺が発生しやすくなります。肺を適度にふくらませておくために、PEEP は重要です。息を吐き切ったときにある程度圧がかかっていると、肺胞がしぼまないというイメージですね。PEEP が高すぎれば肺胞が過伸展してダメージを受けますし、静脈還流量が減るなど循環への影響も大きくなります[2]。もちろん PEEP が低すぎれば肺胞が虚脱して無気肺ができやすくなります。そこで、EIT を見ながら PEEP を調整することで、高すぎる／低すぎる PEEP を避けることができ、その時点でのベストな人工呼吸器設定が実現できる可能性があります[3]。

　そのほかにも、NAVA や経肺圧（Q11 p.61）なども、その時点でのベストな人工呼吸器設定に貢献できる可能性がありますが、現時点ではエビデンスが集まるのを待っている段階です。もちろん、このような最近のデバイスは、どんなところがつらそうか、呼吸に関するパラメーターはどう変化してきているのかなど、ICU ナースの丁寧な観察のもとに使用する必要があります。

◆　◆

　最強の人工呼吸器設定は、個々の症例やステージに合わせたきめ細かな設定といえるでしょう。人工呼吸器管理は単に人工呼吸器の問題だけではなく、モニタリング、鎮静・鎮痛薬、水分バランスの管理などが関連してくるいわゆる「全身管理」の1つです。いっしょに全身管理の理解を深め、経験を積んでいきましょう！

参考文献
1) Slutsky, AS. et al. Ventilator-induced lung injury. N Engl J Med. 369(22), 2013, 2126-36.
2) 岡本賢太郎. "ARDS における最適 PEEP の決定法". INTENSIVIST：人工呼吸器. 10(3), 東京, メディカル・サイエンス・インターナショナル, 2018, 508-17.
3) He, H. et al. Early individualized positive end-expiratory pressure guided by electrical impedance tomography in acute respiratory distress syndrome：a randomized controlled clinical trial. Crit Care. 25(1), 2021, 230.

Column 01

低酸素血症の原因は？

低酸素血症、つまり SpO_2 が低い状態は ICU でよくみると思います。低酸素血症が発生する原因は、おもに以下の3つです。

①低換気

換気量が不十分で、肺でのガス交換が十分に行われていない状態です。二酸化炭素（CO_2）を十分に吐けないので、動脈血中の CO_2（$PaCO_2$）も上昇しています。具体例を挙げると、オピオイドによる呼吸抑制などです。

②換気／血流不均等（V/Q ミスマッチ）

V は換気、Q は肺血流のことで、V と Q のバランスが1に近い（V ≒ Q、つまり V/Q ≒ 1）状態だと適切にガス交換がされます。V/Q ミスマッチとは、換気されている肺胞に適切に血液が流れていない状態です。つまり、換気されていない肺胞に血液が流れてもガス交換がうまくできないし（V/Q が0に近い状態、いわゆるシャント、具体的には無気肺など）、換気されている肺胞に血液が流れない（V/Q が大きくなる、いわゆる死腔、肺塞栓など）状態でもガス交換がうまくできません。

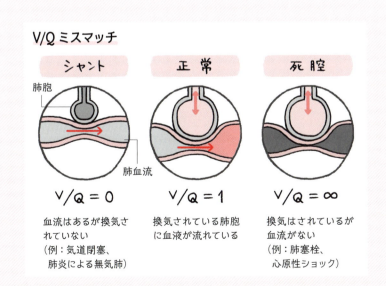

V/Q ミスマッチ

シャント	正常	死腔
V/Q = 0	V/Q = 1	V/Q = ∞
血流はあるが換気されていない（例：気道閉塞、肺炎による無気肺）	換気されている肺胞に血液が流れている	換気はされているが血流がない（例：肺塞栓、心原性ショック）

第1章 呼吸生理をマスターすればこわくない

③拡散障害

　肺胞と血管の間でガス交換が素早くできない状態です。安静時では低酸素血症でなくても、運動すると低酸素血症になることが多いのが特徴です。運動によって血流がはやくなり肺胞を通る血液の流れもはやくなると、ガス交換に時間がかかる拡散障害では低酸素血症になりやすくなります。具体的には、肺線維症や肺気腫などです。

　低酸素血症をみたら、この3つのうちどれがメインの病態だろう？　と考えると、対応がみえやすくなります。もちろん酸素を投与すればある程度低酸素血症は改善しますが、たとえば、低換気ならもっと換気（呼吸）をする方向にするのが妥当ですし、無気肺がメインならばなるべく無気肺にならないようなアプローチが大切です。もちろん、これら3つの原因が混ざっている場合が多いのですが、「低酸素血症ならばなんでもかんでも酸素投与！」と思わずに、「低酸素血症の原因はなんだろう？」という目線をもてればデキる ICU ナースだと思います！

1) West, JB. Causes of and compensations for hypoxemia and hypercapnia. Compr Physiol. 1 (3), 2011, 1541-53.

第2章

いまさら聞けない循環の話

Q13 血圧はどのくらいあればよいですか？

血圧とは……

まず血圧とはなにかを考えてみましょう。血圧は、心拍出量と血管抵抗で決まります。さらにこの心拍出量［L/分］は、一回拍出量［mL/回］×心拍数［回/分］であらわすことができます。下の図に、血圧を構成する要素をまとめてみました。血圧、心拍出量（血流）、血管抵抗の３つの関係は、オームの法則（電圧＝電流×抵抗。中学校の理科で習ったのを覚えていますか？）と似ていますね！

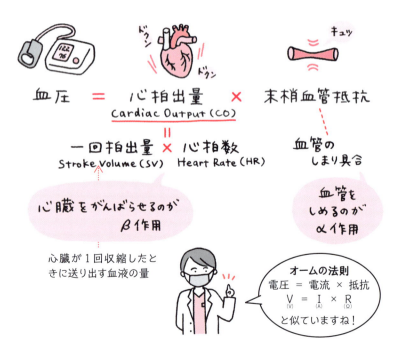

組織の灌流は平均血圧で評価！

　ヒトが生きていくためには、身体のすみずみまで酸素が届かなくてはなりません。各臓器・各組織の毛細血管のすみずみまで血液を巡らせ（組織灌流）、全身の細胞に酸素を届けるためには、十分な心拍出量と圧力（血圧）が必要です。一方で、全身に酸素が十分に届いていない場合、「嫌気性代謝」が行われ、乳酸値（lactate）が上昇します。つまり、乳酸値が上昇していなければ循環は成り立っているということができます。血液ガス分析ですぐに乳酸値がわかる施設も多いかと思います。

　具体的には、乳酸値が 1 mmol/L 台以下であれば、ある程度、循環は保たれているといえます。そのほか、尿が出ているか、手足は十分温かいか、爪をぎゅーっと押してぱっと離したときに爪の色がすぐに戻るか（capillary refill time：CRT／Q20 ☞ p.123）なども組織灌流の評価となるので、ICU ナースは定期的に確認しましょう。

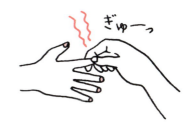

　組織灌流を考えるときは、平均血圧（平均動脈圧［mean arterial pressure：MAP］）で考えるのがリーズナブルです。その理由はいくつかありますが、1 つは収縮期も拡張期も組織に血液が流れるので、収縮期血圧だけでは組織灌流を十分に評価できないからです。また、A ラインで測定した動脈圧と、カフで測定した非観血的血圧がずれることはよく経験すると思いますが、それぞれの測定法の平均血圧は比較的一致するといわれています（column02 ☞ p.114）[1]。

組織灌流は平均血圧 65 mmHg 以上がめやす

　では、どのくらいの平均血圧があれば組織灌流は保たれるの？　ってことになりますよね。脳や腎臓は、血圧がある程度の範囲内であれば、血流を調整するしくみがあります（自動調節能といいます）。しかし、平均血圧が 60 mmHg 程度より低くなってしまうと、自動調節能をもってしても組織灌流が悪くなることがわかっています。また、手術中の平均血圧が 60〜70 mmHg 未満となると臓器障害が出るリスクが上がってきます[2]。敗血症のガイドラインでも平均血圧で 65 mmHg 以上を目標に管理することが推奨されており[3]、これらを総合すると、組織灌流を保つための目安となる血圧は、平均血圧で 65 mmHg 以上といえるでしょう。

　一方で、平均血圧を高く管理すればするほどよいかというと、そういうわけではありません。敗血症性ショックの患者さんにおいて、平均血圧を 65〜70 mmHg（実際には 70〜75 mmHg 程度）もしくは 80〜85 mmHg のどちらを目指すのがよいかを調べた研究では、28 日死亡率に差はないものの、より高い平均血圧で管理した群では心房細動が多いという結果になりました[4]。

　また、患者さんごとに手術中の目標血圧を決めたほうが、術後の臓器障害が減るという研究もあります[5]。乳酸値が上がってこないか、尿量は保たれているかなどをみながら、ふだんから血圧が高い患者さんでは目標平均血圧を 65 mmHg より高めにするなど、患者さんごとに目標血圧を微調整するのがよさそうです。

目標血圧の上限は？

　組織灌流が保たれる目標血圧の下限だけでなく、もちろん、血圧の上限も意識したほうがよいですよね。慢性的な高血圧はさまざまな疾患のリスクとなりますが、急性期を扱う ICU でも、くも膜下出血や大動脈解離の

表1 ICUで扱うことが多い疾患における急性期の血圧管理目標

疾患	血圧の管理目標
脳梗塞[6]	・脳梗塞急性期の高血圧に、降圧は基本的にしない ・220/120 mmHg以上、大動脈解離・急性心筋梗塞・心不全・腎不全などを合併しているときには慎重な降圧療法を考慮
脳梗塞（血栓溶解療法をする）[6]	・血栓溶解療法を予定する場合、185/110 mmHg以上で降圧 ・血栓溶解療法後は、180/105 mmHg以上で降圧
脳出血[6]	・できるだけ早期にニカルジピンなどを使用して収縮期血圧を140 mmHg未満に（収縮期で110〜140 mmHg程度を目標）
くも膜下出血[6]	・収縮期血圧160 mmHg未満に降圧
Stanford B型大動脈解離[7]	・収縮期血圧100〜120 mmHg、心拍数60/分未満を目標

　患者さんで高すぎる血圧がよいはずがありません。とはいえ、ICUの患者さん全体としてどのくらいの高血圧が危険かというエビデンスはあまりありません。

　そこで、ICUで扱うことが多い疾患の血圧管理目標について、ガイドラインなどの記載事項を簡単にまとめたので（表1）、参考にしていただければと思います。全体として、出血リスクがある場合は収縮期血圧で目標血圧の上限を考えることになります。

　また、外傷にともなう出血性ショックの際は、確実な止血操作を完了するまで、出血を抑えるために一時的に低めの血圧（収縮期血圧で80〜90 mmHg）で管理することがあります。これを permissive hypotension（パーミッシブ ハイポテンション）（低血圧を許容する）といいます。ただし、頭部外傷がある場合は平均血圧を90 mmHg以上に保ちます[8]。外傷の対応については、（Q21 ☞ p.130、Q36 ☞ p.216）も参考にしてください。

私は、ICUでの目標血圧を「平均血圧65 mmHg以上、収縮期血圧160 mmHg未満」のような形でICUナースと共有しています。目標血圧の下限は組織灌流を保つために平均血圧で、上限は出血などの合併症を防ぐために収縮期血圧で考えるということを理解していただければと思います。

引用・参考文献

1) Lehman, LW. et al. Malhotra A. Methods of blood pressure measurement in the ICU. Crit Care Med. 41 (1), 2013, 34-40.
2) Sessler, DI. et al. Perioperative Quality Initiative consensus statement on intraoperative blood pressure, risk and outcomes for elective surgery. Br J Anaesth. 122 (5), 2019, 563-74.
3) Evans, L. et al. Surviving sepsis campaign : international guidelines for management of sepsis and septic shock 2021. Intensive Care Med. 47 (11), 2021, 1181-247.
4) Asfar, P. et al. High versus low blood-pressure target in patients with septic shock. N Engl J Med. 370 (17), 2014, 1583-93.
5) Futier, E. et al. Effect of Individualized vs Standard Blood Pressure Management Strategies on Postoperative Organ Dysfunction Among High-Risk Patients Undergoing Major Surgery : A Randomized Clinical Trial. JAMA. 318 (14), 2017, 1346-57.
6) 日本脳卒中学会 脳卒中ガイドライン委員会（改訂2023）編. 脳卒中治療ガイドライン2021（改訂2023）.2023, 332p.
7) 日本循環器学会ほか. 2020年改訂版 大動脈瘤・大動脈解離診療ガイドライン. 2020, 225p.
8) 日本外傷学会外傷初期診療ガイドライン改訂第版6編集委員会編. "外傷と循環". 外傷初期診療ガイドラインJATEC. 改訂第6版. 東京, へるす出版, 2021, 43-59.

Q14 フロートラックの見かたとポイントを教えてください

心拍出量がわかるモニターがいろいろある！

フロートラック（エドワーズライフサイエンス社）とは、Aラインの波形から循環動態に関するさまざまな情報をモニターに表示するシステムですね。みなさんの施設でも使用しますか？　フロートラックのほかにも、Aライン波形を利用して循環に関する情報を表示するものとしてLiDCO Rapid（メリットメディカル・ジャパン株式会社）が、Aラインがなくても心拍出量を表示するものとして、esCCO（日本光電）、クリアサイト（エドワーズライフサイエンス社）、LiDCO Rapid CNAP（メリットメディカル・ジャパン株式会社）などがあります[1]。

以前は、肺動脈カテーテル（スワンガンツカテーテル）を心臓の奥の奥（肺動脈）まで挿入しないと、リアルタイムの心拍出量はわかりませんでした。心エコーでも心拍出量を計算できますが、ずーっとエコーを当てているわけにはいかないので、連続的ではありません。フロートラックのようなモニターによって、より低い侵襲で心拍出量を連続的に（リアルタイムに）知ることができるようになりました。

ちなみに、心拍出量（cardiac output：CO）とは1分間に心臓から送り出される血液の量で、単位は［L/分］、これを体表面積で割った心係数（cardiac index：CI）の単位は［L/分/m^2］です。体格が大きいほどCOは大きくなりますが、CIはどんな体格でも一定で同じように考えられるので、私はCIをよくみています。CIが2.0 L/分/m^2 を切ってくると、

心拍出量がだいぶ落ちているな……と思います。

心拍出量がわかるとなにがよいの？

では、心拍出量がわかるとなにがよいのでしょうか？　循環を保つ意味は、身体のすみずみにまで酸素を届けるためでしたね。循環動態を考えるのに重要な２つのポイントに、心拍出量が関係しています。

1　十分な酸素を含んだ血液を心臓が拍出する「酸素供給」

心拍出量は全身に運ばれる酸素の量（酸素供給量［oxygen delivery：DO_2］といいます）に関連しています。ここで、Q1で出てきた式をもう一度見てみましょう。

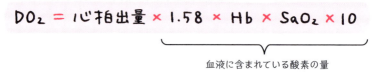

$$DO_2 = 心拍出量 \times 1.58 \times Hb \times SaO_2 \times 10$$

（血液に含まれている酸素の量）

Hb：ヘモグロビン濃度［g/dL］
SaO_2：動脈血酸素飽和度［0.00～1.00］。ほぼSpO_2と同じです。
　　SpO_2が99％のときは、SaO_2は0.99として計算します

この式は簡単にいうと、「全身に運ばれる酸素の量（DO_2）は、心拍出量とヘモグロビン（Hb）とSpO_2で決まりますよ」ということを表しています。みなさんが激しい運動をすると酸素がたくさん必要になりますが、このときは心臓ががんばって心拍出量を増やすことで、全身に送り出す酸素の量を増やしているんですね。運動したときに、血が濃くなったりSpO_2が150％に上がったりするわけではないですよね。

2 全身の毛細血管に血液を満たす「組織灌流」

　各臓器・各組織の毛細血管のすみずみまで血液を巡らせ（組織灌流）、全身の細胞に酸素を届けるには圧力（血圧）も重要です。Q13でも出てきた図がここでも登場します。

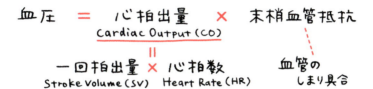

　血圧は、心拍出量と血管抵抗で決まるんでしたね。つまり、心拍出量が十分あって血圧が保たれることが、身体のすみずみまで酸素を届けることにつながります。

フロートラックの具体的な利用法

　循環管理のためには、血圧だけではなく心拍出量も見たほうがいいということが理解できたところで、どう利用するかです。まず、循環が不安定なときにフロートラックなどの心拍出量モニタリングを考慮します。コストの問題もありますから、全例で装着はしません。「循環が不安定」とは、血圧が低い、乳酸値が上昇してくる、末梢の冷感がある、毛細血管再充満時間（capillary refill time：CRT）が2〜3秒より延長しているなどです。

フロートラックを装着すると、前ページの図で示した循環に関する要素のうち、一回拍出量（stroke volume：SV）が低いのか、血管抵抗がおかしいのか、など、どこが悪いのかがわかりやすくなります。血管抵抗が高いほど血圧は上がりますが、心臓の元気がなければ心拍出量は減ってしまうので、バランスが大事です。心拍出量は心エコーでも推定できますが、フロートラックなどを利用して連続的に（リアルタイムに）表示することで、治療の効果が出ているのか、どんどん悪くなっているのかなどがわかります。一回拍出量が低ければ、前負荷は十分か、心収縮は十分か、血管抵抗が高すぎないかなどを評価し、輸液／輸血をするかドブタミンのような心収縮薬を使うかを判断します。

　フロートラックの値だけで循環を評価するというよりは、尿量、乳酸値、CRT、心エコーなどの情報を統合して、循環動態を評価します。

SVV、$ScvO_2$、SVRI の 3 つを理解できたら完璧！

　中心静脈カテーテル（CVC）を挿入すると、フロートラックにはこれら 3 つの情報も表示されます（SVV は CVC がなくても表示されます）。この 3 つのパラメーターを理解できれば、循環管理をかなりマスターしたといえるでしょう。

1 SVV

　まず、SVV。SVVとは、「一回拍出量変化（stroke volume variation）」の略で、呼吸によって一回拍出量（SV）がどのくらい変化したかを表したものです。SVVが大きいほど呼吸による変動が大きい状態で、輸液をして前負荷が上がることによって、心拍出量が増える可能性があります（「輸液反応性がある」といいます）。SVVがおよそ15％以上のときは、輸液反応性がある可能性が高いです。SVVを評価するときのポイントですが、人工呼吸中で一回換気量がそこそこ保たれていて、自発呼吸がなく、不整脈がない、といった条件が整っていないときは信頼できません[2]。

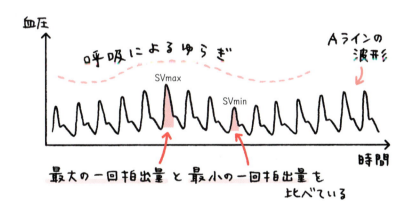

83

2 ScvO₂

次に、ScvO₂。ScvO₂とは「中心静脈血酸素飽和度」のことで、CVC先端（つまり上大静脈）の血液の酸素飽和度です。ScvO₂でチェックするのは、全身に酸素を送る量ではなくて、全身で使わなかった（あまった）酸素の量になります。ScvO₂がかなり低い場合には、全身で必死に動脈から酸素を取り込もうとしている状態なので、酸素供給量が不足しているかもと評価します。だいたいScvO₂が60〜70％を切ってくると低いなと考えます。

肺動脈カテーテルが入っている場合には、肺動脈の酸素飽和度（SvO₂：混合静脈血酸素飽和度）が表示されます。ScvO₂もSvO₂とほぼ同じように変動しますが、SvO₂のほうがよりよい指標になります。ScvO₂やSvO₂が低い場合は、心拍出力を増やす、輸血してヘモグロビン濃度を上げるなどの対応が必要です。

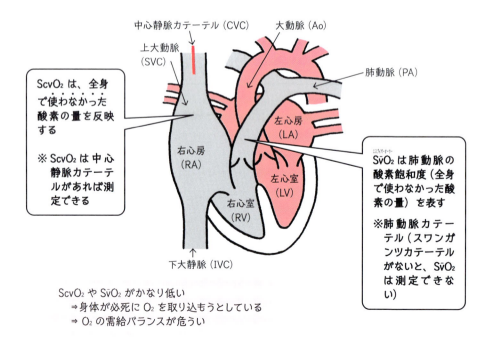

ScvO₂やSvO₂がかなり低い
　⇒ 身体が必死にO₂を取り込もうとしている
　⇒ O₂の需給バランスが危うい

3 SVRI

　最後に、SVRI。SVRIとは、「体血管抵抗係数（systemic vascular resistance index）」の略で、血管抵抗の指標です。数字が大きいほど血管抵抗が高い（血管がしまっている）状態です。正常値は1,970〜2,390 [dyne・sec・m^2/cm^5] です。SVRIは、（平均血圧－中心静脈圧）÷心係量に80をかけて計算できるので、オームの法則と同じで、「抵抗＝圧力÷流量」です。低血圧に対応するときは、SVRIも考えると対応が見えてくるので、私はよく利用しています。具体例としては、SVRIが1,500より低い低血圧ならば、血管が拡張しているから血管収縮薬であるノルアドレナリンを追加しようかな、のように考えます。

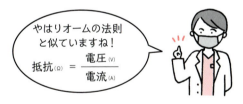

　ちなみにSVRIの正常値ですが、私はSVRIを年号（西暦）だと思って、ざっくり覚えています。現代（2,000前後）だと正常、江戸時代より昔（1,600未満）になると低すぎ、未来すぎる（2,400以上）と高すぎ、といった具合です。

フロートラックの見かたとポイントが理解できたでしょうか？　適切な循環には、心拍出量、ヘモグロビン、動脈血酸素飽和度（SaO$_2$・SpO$_2$）、血圧すべてのバランスが大事です。循環動態が不安定な患者さんがいたら、血圧だけでなく心拍出量も評価するために、ICU ナースから「フロートラックで評価するのはどうでしょうか？」と提案ができるといいですね！

参考文献

1) 里元麻衣子．LiDCO Rapid V3 を用いた血行動態モニタリング．日本臨床麻酔学会誌．42，2022，44-9．
2) Monnet, X. et al. Prediction of fluid responsiveness, What's new?. Ann Intensive Care．12 (1)，2022，46．
3) Hemodynamic Monitoring サポートガイド．エドワーズライフサイエンス社ホームページ．https://www.edwards.com/jp/uploads/files/support-guide-Hemodynamic-Monitoring-Support-Guide_EW2017050.pdf（2023 年 11 月 閲覧）
4) Marino, PL. "全身の酸素化". ICU ブック第 3 版．稲田英一 監訳．東京，メディカル・サイエンス・インターナショナル，2008，140-57．

Q15 輸液の速度はどうやって決めていますか？

みなさんは水を飲むときに、「何 mL 飲もう！」とか「○ mL/ 時で飲むぞ！」とはならないですよね。結論からいうと、ある程度元気な人には適当に、循環が不安定な場合には輸液をしながらその反応をみて、輸液の速度を決めるという感じでしょうか。

輸液をする意味は？

輸液をする意味は、ざっくりいうと、①蘇生（resuscitation）、②補正（redistribution）、③維持（routine maintenance）の 3 つです[1]。これら 3 つに加え、ICU では薬剤の投与（薬剤を体内に運ぶ）のために、少量の生理食塩水を持続投与するといった用途もあります。ここでは、①の蘇生としての輸液を重点的に解説していきます。

蘇生、つまり循環管理としての輸液は 4 つのフェーズで考える！

循環動態が不安定な患者さんでは、「Salvage（救済）→ Optimization（最適化）→ Stabilization（安定）→ De-escalation（離脱）」の 4 つの段階（フェーズ）を意識して輸液をします[2]。漫然と同じ速度で輸液するのは NG で、患者さんの状態が、今、この 4 つのなかのどの段階なのかを意識して、輸液の速度を調整していくのが、今の時代のトレンドです。

1 Salvage（救済）

　組織低灌流、つまり末梢が冷たくて毛細血管再充満時間（capillary refill time：CRT）が延長している、動脈血液ガス分析で乳酸値（Lactate）が2〜4 mmol/L 以上に上昇している場合などは、Salvage（救済）のタイミングです。患者さんの循環が崩れているので、ボーラス輸液をしっかりします。具体的には、15分間で500 mL くらいを投与し、輸液の種類としてはリンゲル液（ソルアセトF®やラクテック®など、Naが130〜140 mEq/L の輸液）を使用します[3,4]。

　この段階での輸液の目的は、心拍出量を維持して組織の低灌流を改善することです。組織の低灌流が改善しなければ、ボーラス輸液を繰り返します。敗血症性ショック（Q20 p.123）や熱傷（Q38 p.225）に対する初期輸液などが、ICUでよくある蘇生としての輸液の例ですね。外傷による出血や術後出血の場合は、この段階で輸血を始めます。

2 Optimization（最適化）

　少し安定してきたら、Optimization（最適化）のタイミングです。ボーラス投与は終了し、輸液の速度を落としていきます。循環作動薬（ノルアドレナリンやドブタミンなど）も使用しつつ、平均血圧65 mmHg、心係数（CI）2.2 L/分/m^2、尿量0.5 mL/kg/時以上を目指します。輸液が効果的ならば（輸液反応性があれば）、輸液も行います。輸液によってCIが上昇するかが輸液反応性の目安となるので、Q14（ p.79）で解説したフロートラックのような、CIが表示されるモニターが利用できれば使用したいところです。

　この時期は患者さんの状態がどんどん変化していくタイミングなので、ICUナースは「1時間前と比べてどう変化したか？」という目線で観察・記録をしましょう。

受動的下肢挙上試験　passive leg raising test（PLRT）
（文献6を参考に作成）

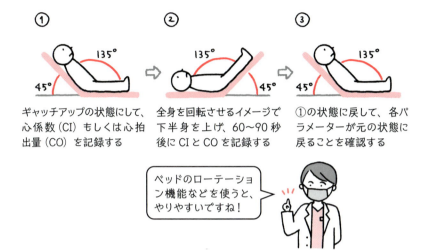

　輸液をするべきか迷ったときは、受動的下肢挙上試験（passive leg raising test：PLRT）が参考になります。手順は上図のとおりです。下肢を上げたときに、CI が 15％以上上昇すれば輸液反応性があるといわれています[5]。判断基準は血圧ではなくて、CI なのがポイントです（輸液の目的は、心拍出量を維持して組織の低灌流を改善することですものね！）。一度体内に入れた輸液はすぐには取り戻せないので、下肢を上げたときの反応をみてから輸液するか決めるのがリーズナブルです。CI をすぐにみれない状況では、毛細血管再充満時間（capillary refill time：CRT）などの身体所見に加えて A ラインの波形も利用できます。

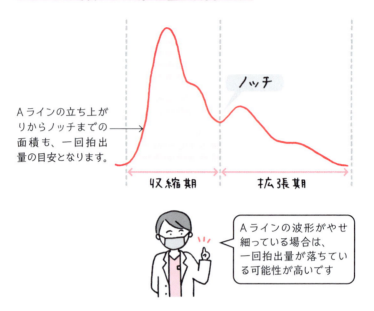

3 Stabilization（安定）

　循環作動薬が減っていき、組織の低灌流が改善すれば、Stabilization（安定）の段階です。ICUでの過剰輸液は、死亡率上昇と関連していることが知られています[7]。そのため、輸液の必要性がなくなれば輸液の量をどんどん減らし、経腸栄養もしくは経口摂取に移行していきます。抗菌薬を溶かす生理食塩水などでも、輸液の量がかさんでしまうことがよくあるので、ムダな輸液が入らないようにICUナースからも声をかけていきましょう。

4 De-escalation（離脱）

　循環作動薬や輸液が終了できれば、De-escalation（離脱）の段階です。この段階までにリンゲル液がたくさん入っていると、患者さんの身体全体の水分量とNa量はかなり増えています。ICUに入室する前の体重なども

参考にしながら、積極的に利尿をして過剰な水分やNaの管理を進めます。フロセミド（ラシックス®）などの利尿薬を使用することも多い時期です。

補正、つまり電解質や酸塩基平衡の調整のための輸液

　ICUで多い状況が、カリウム（K）の異常に輸液で対応する場合です。高カリウム血症の場合には利尿薬の投与や腎代替療法が行われますが、低カリウム血症の場合には、カリウム製剤を経静脈的に補充するのが一般的です。カリウムの補充が多量に必要な場合は、中心静脈カテーテルから行います。カリウム製剤の投与ミスは心停止などにつながるため、高濃度のカリウム製剤を使用している場合はとくに、指示どおりの速度で投与されているかに注意しましょう。

維持、つまり水分や栄養としての輸液

　生きていくには水分が25 mL/kg前後、ナトリウム（Na）とカリウムが1 mEq/kgずつ、糖分は50〜100 gが1日に必要といわれています[1]。水分の量という意味では、成人の場合で1日に1,500〜2,000 mL程度の水分が必要なので、これを24時間で割った60〜80 mL/時から輸液を始めることが多いと思います。シンプルに1日に必要な水分と電解質を補うためには、3号液（ソリタT3®、ソルデム3A®など）がよく使われます。

　水分は食事や飲水、経管栄養によっても摂ることができますし、逆に出血、胸水、腹水、浸出液などで水分が失われることもあります。それらを考慮して、輸液の速度を60〜80 mL/時から上下して調整します。体液の補充としての輸液には、一般的にリンゲル液もしくは生理食塩水を使います。また、食事を1食分完食することができれば、水分500 mLとバランスのよい電解質が補充できたと考えます。その分、輸液を減らすので、

ICUナースは経口摂取量についても担当医と共有するようにしましょう。また、心不全、慢性腎不全や透析中、急性呼吸窮迫症候群（ARDS）などでは輸液をより制限することもあります。

ただし、3号液だけでは栄養としては不十分なので、経腸栄養（経口摂取もしくは胃管からの投与）や、中心静脈からの高カロリー輸液に移行していく必要があります。そのため、ICUでは3号液の出番はそんなにありません（栄養としての輸液についてはQ25 p.155）。また、3号液のようなNa濃度が低い輸液を漫然と使用すると、輸液のせいで低Na血症になりやすいこともわかっており、維持のための輸液でもリンゲル液がよいのではという意見もあります[8]。

各臓器が正常の場合、水分が多く投与されれば尿となって排出されますし、少なすぎれば喉の渇きを感じて飲水するので、「ある程度、元気な人には適当に」というのは、そういう意味です。元気であればあるほど、輸液の種類も速度も適当で大丈夫です。普通の人は寝ている間に水を飲んだりしないので、そもそも24時間同じ速度で輸液をすること自体が生理的ではなく、どのような輸液の投与法がよいのかは完全にはわかっていません。大事なのは、輸液が多すぎないか？（浮腫の悪化、酸素化の悪化など）、少なすぎないか？（循環動態の悪化、尿の量や色調の変化など）を定期的にアセスメントすることです。

◆　◆

輸液の話はむずかしいので、少し長くなってしまいました。輸液製剤は目に見えるけれど、体内に入ると途端によくわからなくなる印象があります。大事なのは、今の輸液の量が適切かを定期的に評価することですので、輸液が多すぎる／少なすぎるのでは？　と思ったときは、担当医と共有して調整をしましょう。

参考文献

1) Padhi, S. et al. Intravenous fluid therapy for adults in hospital: summary of NICE guidance. BMJ. 2013, f7073.
2) Finfer, S. et al. Intravenous fluid therapy in critically ill adults. Nat Rev Nephrol. 14 (9), 2018, 541-57.
3) Zampieri, FG. et al. Effect of Intravenous Fluid Treatment With a Balanced Solution vs 0.9% Saline Solution on Mortality in Critically Ill Patients : The BaSICS Randomized Clinical Trial. JAMA. 326 (9), 2021, 1-12.
4) Semler, MW. et al. Balanced Crystalloids versus Saline in Critically Ill Adults. N Engl J Med. 378 (9), 2018, 829-39.
5) Cherpanath, TG. et al. Predicting Fluid Responsiveness by Passive Leg Raising : A Systematic Review and Meta-Analysis of 23 Clinical Trials. Crit Care Med. 44 (5), 2016, 981-91.
6) Misango, D. et al. Haemodynamic assessment and support in sepsis and septic shock in resource-limited settings. Trans R Soc Trop Med Hyg. 111 (11), 2017, 483-9.
7) Messmer, AS. et al. Fluid Overload and Mortality in Adult Critical Care Patients-A Systematic Review and Meta-Analysis of Observational Studies. Crit Care Med. 48 (12), 2020, 1862-70.
8) Moritz, ML. et al. Maintenance Intravenous Fluids in Acutely Ill Patients. N Engl J Med. 373 (14), 2015, 1350-60.

Q16 心エコーをするときに、どんなところを見ていますか？

ICUではエコーが大活躍！

　超音波診断装置（エコー）は、いまやICUになくてはならない機器です。血管を穿刺するのにも、診断をするのにも、ICUでは毎日エコーが大活躍しています。というのも、ICUにいる患者さんはたくさんのライン類やデバイスが挿入されているので、CTやMRIのような検査や移動にもリスクがともないます。そこで、ベッドサイドでポイントを絞ってエコーをさっと当て（POCUS：point-of-care ultrasound といいます）、方針を決めていく方法が発展してきました[1,2]。ICUでは刻々と患者さんの状態が変化していくので、低侵襲でリアルタイムな検査がベッドサイドで繰り返しできるというエコーの特徴が、生かしやすいんですね。

詳細な計測よりも、ぱっと見を重視

　検査室での心エコーのように、詳細な計測をするときは左側臥位がよいのですが、ICUでは左側臥位になれない患者さんもたくさんいます。さらに、手術後の患者さんではエコーを当てたいところに創があることもよくあります。このようにICUでは、心臓をよく観察できる場所や時間がかぎられていることが多いので、詳細な計測よりも、「ぱっと見てどうか」で判断することが多いです。

　外傷の患者さんでよく行われるFAST（focused assessment with sonography for trauma）というエコー検査のプロトコルを聞いたことが

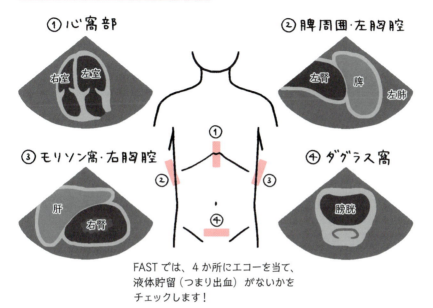

FASTでは、4か所にエコーを当て、液体貯留（つまり出血）がないかをチェックします！

ある人も多いと思います。FASTでは、心嚢腔・胸腔内・腹腔内に液体（出血）がたまっていないかを、エコーを当てて短時間で評価します。短時間でできるので、循環が不安定な外傷の患者さんにはFASTを繰り返し行い、出血が増えていないかをチェックします。

心機能をざっと見る

　心臓から十分な血液が送り出されるには、心臓の収縮と拡張がよくて、心臓のなかにほどよい量の血液があって、ひどい弁膜症がなく、心嚢液がたまっていない（心タンポナーデではない）必要があります。循環が破綻している「ショック」のときには（Q20　p.123）、エコーをさっと当てて、どこに原因があるのかを判断します。時間や余裕があれば、詳細な計測も行いますが、短時間でざっと見るだけでも十分よい判断材料になります。

たとえば、心臓の動き自体が悪ければドブタミンのような心収縮薬（強心薬）を考慮し、急性冠症候群（acute coronary syndrome：ACS）を疑うような心臓の動きの異常があれば、緊急で冠動脈カテーテル検査が必要になります。心臓の内腔が小さくて下大静脈もぺしゃんこならば、輸液や輸血を考慮します。心臓の周りに液体や血腫がたまってうまく拡張できていないときは、心タンポナーデを解除する必要があります。

　大事なのは、心エコーの所見に加えて、皮膚の冷感・毛細血管再充満時間（capillary refill time：CRT）・浮腫などの身体所見、血圧・SpO$_2$・心拍数・呼吸数などのバイタルサイン、尿量、病歴、胸部単純Ｘ線写真や心電図などの検査結果をあわせて総合的に判断し、治療方針を決めることです。そのため、心エコーの下大静脈の所見だけで輸液の方針を決めるといったことはしません[3]。

ちょっと気を付けてみているところ

　心エコーをやるときに、ちょっと気を付けてみているところを紹介します。心臓には左室と右室がありますが、心不全を疑う場合は、左室と右室のどちらかが悪いのか、どっちも悪いのかをみています。また、心不全は心臓の収縮が悪い場合だけでなく、（収縮がよくても）拡張が悪い場合でも起きることがわかっています。そのため、心不全を疑うときは、左室の収縮能だけでなく拡張能も評価しています。左室の心収縮力が悪い心不全をHFrEF（ヘフレフ）（heart failure with reduced ejection fraction）、心収縮力は保たれている心不全（拡張能が悪い）をHFpEF（ヘフペフ）（heart failure with preserved ejection fraction）とよびます[4]。

　ヘフレフとヘフペフ、言いにくいですね。

ついでに肺も見てみる！？

エコーで肺も評価することができます。エコーは音波の反射を利用した装置なので、音波が反射しにくい空気をいっぱい含んだ健康な肺をみるのは苦手ですが、肺の水分量が多い状態（肺水腫、肺炎などですね）や、無気肺がある状態を評価することができます。

急性心不全では、病態を把握するのに、①うっ血があるか、②低灌流があるかの２点を評価することが大事です。急性のうっ血の代表は肺水腫、

急性心不全の初期対応と治療方針
（文献4を参考に作成）

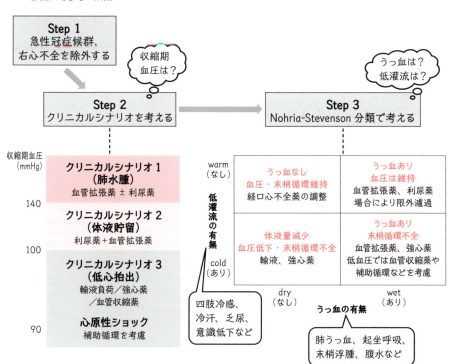

慢性のうっ血の代表は全身の浮腫です。肺水腫は肺エコーでもすぐに評価できるので、心エコーのついでに肺エコーもするのがリーズナブルです。

　急性心不全の患者さんが ICU に来たら、エコーをはじめとした検査や情報を集めつつ、病態を把握してスムーズに治療を開始します。このときに役立つのが、クリニカルシナリオと Nohria-Stevenson 分類の考えかたです[4]。うっ血があるか、低灌流があるかがポイントです。ICU ナースもまずは患者さんの手足を触り、冷たいのか温かいのか、CRT は何秒くらいかをチェックしましょう。

エコーのプローブは 3 種類！

　エコー装置についているプローブは、大きく3種類あります。リニア、コンベックス、セクタの3つです。この機会にそれぞれの特徴も確認しておきましょう。

エコーとプローブの ICU での使い分け

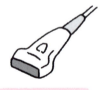

リニア
比較的浅いところを詳細に見る

- 血管穿刺・カテーテル留置
- 肺エコー
- 神経ブロック

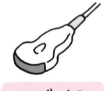

コンベックス
比較的深いところまで見る

- FAST
- 腹部エコー（肝・膵・胆嚢・腎）
- 横隔膜の機能評価

セクタ
深いところまで広角に見る

- 心エコー

参考文献

1) 吉田圭佑ほか．集中治療領域におけるPOCUS（Point-of-care Ultrasound）の基本．大原記念財団年報．58．2022，16-22．
2) Volpicelli, G. et al. Focus on ultrasound in intensive care. Intensive Care Med. 46(6), 2020, 1258-60.
3) Orso, D. et al. Accuracy of Ultrasonographic Measurements of Inferior Vena Cava to Determine Fluid Responsiveness：A Systematic Review and Meta-Analysis．J Intensive Care Med. 35(4), 2020, 354-63.
4) 日本循環器学会ほか．急性・慢性心不全診療ガイドライン（2017年改訂版），154p．

Q17 機械的循環補助を使っている場合の注意点を教えてください

　輸液や薬剤だけでは対応できない心原性ショックの場合は、機械的循環補助の出番です。ICU で急性の心原性ショック（急性冠症候群、劇症型心筋炎、心臓術後など）に対してよく使われているのは、大動脈内バルーンパンピング（IABP：intra-aortic balloon pumping）、体外式膜型人工肺（ECMO：extracorporeal membrane oxygenation）、IMPELLA の３つです。これらは、難治性の不整脈や重度の肺血栓塞栓症などでも用いられます。また、長期化する心原性ショックに対しては、補助人工心臓（VAD：ventricular assist device）が用いられます。

最近出番が減っている IABP

　IABP は、大動脈のなかに挿入したバルーンを心臓にあわせてふくらませたり縮めたりすることで、心臓の動きをサポートする機械です。大腿動脈からシースを挿入し、胸部下行大動脈でバルーンを膨張／収縮させます。収縮期にバルーンが収縮すると心臓の負荷が軽減され、心拍出量が増加します。また、拡張期にバルーンが膨張することで冠動脈の血流がよくなります。IABP が挿入されているときの動脈圧波形が特徴的なので、チェックしておきましょう。IABP が１：２で動いているときが、いちばん IABP の効果がわかりやすいですね。

IABPのしくみとAライン波形

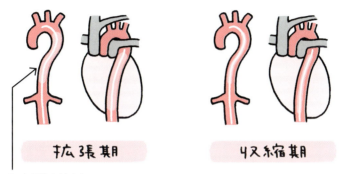

バルーン内にはヘリウムガスが入っています

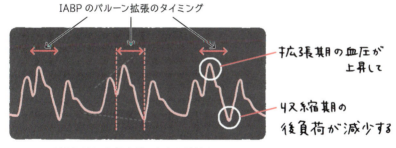

IABPが1:2（2心拍のうち1回だけ駆動している）ときのAライン波形

　長年、心臓手術や心筋梗塞による心原性ショックに対してIABPがよく使われていましたが、有効性がはっきりしない[1]ことや心拍出量の補助レベルが0.5〜1 L/分程度と大きくない[2]ことなどから、近年はIABPの出番が減ってきました。

呼吸不全でも心原性ショックでも大活躍の ECMO

Q10（☞ p.56）で重症の呼吸不全に対する V-V ECMO についてお話ししましたが、心原性ショックでも ECMO は大活躍しています。心原性ショックに対する ECMO は、静脈（V）から脱血して動脈（A）に酸素化された血液を返すので V-A ECMO といいます。ひと昔前までは経皮的心肺補助装置（percutaneous cardiopulmonary support：PCPS）とよばれていました。

V-A ECMO のしくみ

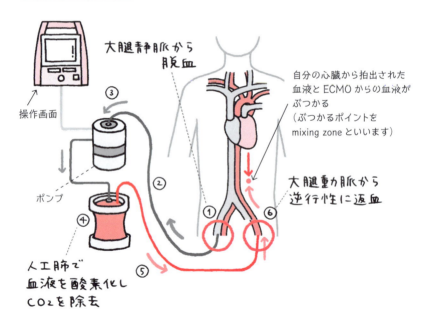

V-A ECMO のパワーは強力で、5 L/ 分以上の血流（フロー）も補助することができます。また、酸素化や CO_2 の除去など呼吸の補助も同時に

行うことができるのが特徴です。V-A ECMO は、静脈（たいてい大腿静脈）から脱血し、動脈（たいてい大腿動脈）に送血します。

V-A ECMO は静脈から脱血するので右心系の負担を減らす効果がありますが、左心系にとっては大腿動脈から逆行するように送血される血液が負荷になることがあります。つまり、自分の心臓から拍出された血液と、V-A ECMO から逆行性に送り出された血液が大動脈内でぶつかり合います。自分の心臓から拍出された血液がちゃんと酸素化されているかをみるために、肺が悪いときはパルスオキシメータを右手につけます（自分の心臓にいちばん近い動脈を反映するためです）。

V-A ECMO の使用中に左室が張って肺うっ血が進行する場合には、左室の圧を逃がすために、次に説明する IMPELLA を併用することがあります。V-A ECMO と IMPELLA の組み合わせは、それぞれの名前を合体させて ECPELLA（エクペラ）とよばれます。

V-A ECMO には、胸骨正中切開をして右房から脱血し上行大動脈に送血する central（セントラル）ECMO もあります。心臓手術中の人工心肺にかなり近い状態ですね。大腿動静脈に問題がある場合や、小児など血管径が細くて末梢から脱血／送血のためのカニューラが挿入できない場合に central ECMO が選択されます。

左室の負荷を取りつつ循環を補助できる IMPELLA

IMPELLA は、カテーテル型の左室補助装置です。大腿動脈や鎖骨下動脈から左室内にカテーテル先端を留置し、左室から吸い込んだ血液を上行大動脈に送血します。本稿執筆時点で（2024 年 3 月）、IMPELLA には 2.5・CP・5.0・5.5 の 4 タイプがあり、最大のフローはそれぞれの数値 [L/分] となります（例：IMPELLA 2.5 は最大 2.5 L/分、IMPELLA CP は最大 3.7 L/分）。

IMPELLAのしくみ

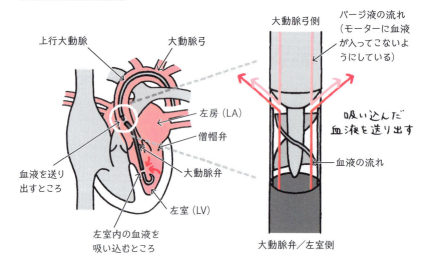

　IMPELLAの特徴は、左室から血液を吸い込むので、左室の仕事を減らせるという点です。IMPELLAによる補助レベルは、P0からP9の10段階で表示され、数字が大きいほどポンプ回転数が増え、補助レベルが上がります。

　IMPELLAを使用するときは、パージ液（ヘパリンを加えた5％ブドウ糖液）の準備が必要になります。これは左室内に留置するIMPELLAのモーター内部に血液が入り込まないように、パージ液でバリアをつくって血液を押し返すしくみです。パージ液の流量は2〜30 mL/時の範囲で自動調整されますが、このパージ液がどのくらい入ったのかもin-outバランスの計算に含めてもよいでしょう。

より長期に使用するVAD

　ここでは、頻度が高い左室補助人工心臓（LeftのLをつけてLVAD（エルバド）と

いいます）についてお話しします。LVADでは、左室から脱血し大動脈に送血します。ポンプ本体が体外にある体外設置型LVADと、体内にポンプも入れる植込型LVADがあります。血液の流れかたとしてはLVADとIMPELLAは似ていますが、数日で離脱を目指すIMPELLAと違い、LVADは長期に使うことになります。VADは機械的循環補助が長引く場合、心臓移植までのつなぎとして（bridge to transplantation：BTTといいます）使用されることが多いです。

LVADのしくみ

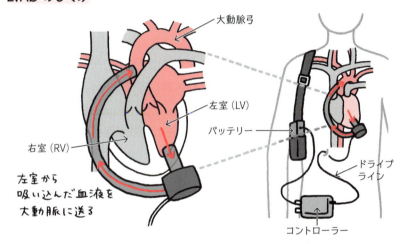

LVADの管理は、V-A ECMOやIMPELLAと似ています。モーターの回転数や補助流量をチェックし、適切な循環が保たれることが目標になります。LVADに特徴的なのは、体内の血液ポンプと体外のコントローラを接続するために皮膚を貫いているドライブラインがあることです。このドライブラインは、V-A ECMOでいうカニューラと同じようにとても重要なラインなので、皮膚貫通部の異常がないかも確認しましょう。

機械的循環補助全般にまつわる注意点

　機械的循環補助を使用している間は、基本的に血栓予防のために抗凝固療法を行います。急性期をみる ICU では基本的にヘパリンを使用します。ヘパリンの効き具合は、活性化凝固時間（activated coagulation time：ACT）で管理することが多いです。ACT は血液が凝固するまでの時間なので、ACT が長いほど血液はサラサラです。機械的循環補助中は出血リスクが高いことに注意して、新規の出血病変がないか、ヘパリンは適切に投与されているかも意識しましょう。

　また、大腿動脈など末梢から太めのカニューラが入っている場合には、事故抜去などのトラブルだけでなく、挿入されている側の下肢の虚血に注意する必要があります。ICU ナースは定期的に下肢の色調や冷感などをチェックし、異常があればすぐに担当医に報告してください。

　V-A ECMO、IMPELLA、VAD は、それぞれ心拍出量（フロー）を補助するものですので、血圧を直接調整する機械ではありません。全身に酸素を届けるための適切な循環には、心拍出量、ヘモグロビン、動脈血酸素飽和度（SaO_2 もしくは SpO_2）、血圧すべてのバランスが大事でしたね（Q14 ☛ p.79）。ICU ナースは、身体所見や各モニタリングの値がどのように変化していくかに注意しながら、臨床工学技士や担当医と情報を共有しながら患者さんをみていきましょう。

参考文献

1) Thiele, H. et al. Intra-aortic balloon counterpulsation in acute myocardial infarction complicated by cardiogenic shock（IABP-SHOCK II）: final 12 month results of a randomised, open-label trial. Lancet. 382 (9905), 20131638-45.
2) Atkinson, TM. et al. A Practical Approach to Mechanical Circulatory Support in Patients Undergoing Percutaneous Coronary Intervention: An Interventional Perspective. JACC Cardiovasc Interv. 9 (9), 2016, 871-83.
3) 日本循環器学会ほか．2023 年 JCS/JSCVS/JCC/CVIT ガイドライン フォーカスアップデート版 PCPS/ECMO/ 循環補助用心内留置型ポンプカテーテルの適応・操作．https://www.j-circ.or.jp/cms/wp-content/uploads/2023/03/JCS2023_nishimura.pdf（2024 年 4 月閲覧）．
4) 日本循環器学会ほか．2021 年改訂版 重症心不全に対する植込型補助人工心臓治療ガイドライン．69p.

Q18 小児の心臓手術後の血行動態と管理ポイントが理解しにくいです。わかりやすく教えてください

　小児の心臓手術後は、ICU もしくは PICU（小児集中治療室：pediatric intensive care unit）で管理する施設が多いでしょうか。小児の集中治療と、心臓外科の術後という2つの要素がある小児心臓手術後は、ICU ナースにとってもチャレンジングだと思います。ここでは、総論的なポイントをお話しします。

小児集中治療の心構え

　まず小児の集中治療という点で考えてみましょう。
　集中治療という点においては、「子どもは小さな大人」です。集中治療では ABC、つまり Airway（気道）・Breathing（呼吸）・Circulation（循環）の安定をはかるのが最大の目標となるので、この基本は小児でも成人でも同じです。ABC の安定化をはかるために適切なモニタリングと観察を行い、生理学をベースに病態をアセスメントし、必要に応じて薬剤や体格にあったデバイスを用いると考えれば、大人といっしょですよね。

　もちろん、小児と成人ではサイズ感が違いますし、小児の身体は繊細で未熟です。言語による意思疎通も成人のようにはいきませんし、成人とバイタルサインの基準値が異なるなど、小児ならではの特徴もあります。とはいえ、ICU ナースは人工呼吸中や鎮静中などの患者さんに慣れていますから、言語以外の部分から情報を得ることは得意でしょう。

また、成人とは異なる基準値や体格ごとのデバイスサイズについては、すぐに目を通せるメモを携帯して準備するのもOKです。私の場合は、体重が3kg（新生児）と10kg（およそ1歳）の児の各種基準値やデバイスのサイズを覚えておき、そこから概算することが多いです。たとえば、3kgでは気管チューブの内径は3.0mm、10kgでは4.0mmのような感じです。

小児の心臓手術後を考えるポイントは3つ！

小児の心臓手術後の理解がむずかしく感じる原因として、先天性心疾患という小児ならではの疾患群があるということもあるでしょう。先天性心疾患はたくさんの種類があるうえに、患者さんごとの細かな違い（バリエーション）も多く、理解をむずかしくします。そこで、大きく3つの点に注目して説明します。

ポイント1　循環は直列 or 並列？

1つ目は、「直列循環か並列循環か」です。正常の場合、身体をめぐった血液は、「上大静脈（SVC）／下大静脈（IVC）→右心房（RA）→右心室（RV）→肺動脈（PA）→肺→肺静脈（PV）→左心房（LA）→左心室（LV）→大動脈」という一方向の流れで、酸素化され心臓から拍出されます。このように血液の流れが一筆書きできて、肺血流量が体血流量と同じ循環を直列循環といいます。一方で先天性心疾患には、単心室症のように肺血流と体血流が混じりあう並列循環（parallel circulation）の場合もあります。

並列循環のなにが問題か、それは肺血流（Qp）と体血流（Qs）のバランスです。正常の直列循環の場合、肺に流れた血液はそのまま身体に流れるので、肺血流（Qp）と体血流（Qs）は同じになり、Qp＝Qs、つまり

肺・体血流比（Qp／Qs）は1になります。一方で並列循環の場合、肺血流と体血流が同じにならないこともあります。

単心室症の場合を考えてみましょう。肺に血液が流れ過ぎて身体に血液がいかない（Qp＞Qsつまり Qp/Qs＞1）場合は、血圧が下がって身体の循環が悪くなります。逆に、肺に流れる血液が少なすぎる（Qp＜Qsつまり Qp/Qs＜1）と SpO_2 が下がります。じゃあ単心室であっても Qp/Qs が1ならよいのかというと、心臓は身体に100％の血液を送ろうとすると肺にも100％の血液を送ることになるので、心臓は正常の2倍の働きをしなくてはならず、長期的には心臓の負担となります。

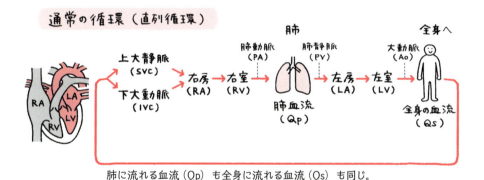

肺に流れる血流（Qp）も全身に流れる血流（Qs）も同じ。
つまり Qp = Qs（Qp/Qs = 1）

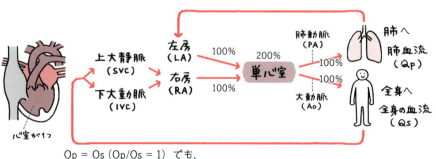

Qp = Qs（Qp/Qs = 1）でも、
心臓は100％＋100％＝200％で正常の2倍の働きをしていて効率がよくない

ポイント2 並列循環の場合、肺血流は多いのか少ないのか？

並列循環の場合、肺血流（Qp）と体血流（Qs）のバランスが大事ということがわかったところで、次に考えるのが「肺血流は多いor少ない？」です。

循環管理の究極の（最低限の）目標は、全身の臓器に酸素を届けることですよね。つまり、身体の血流と血圧が保たれていて、かつ動脈血の酸素飽和度（つまりSpO_2ですね）がある程度保たれている必要があります。心エコーやカテーテル検査で測定したQp/Qsや、身体所見やモニタリングなどの情報を総合し、肺血流が多いか少ないかを判断します。

肺血流が適正でないものの、体格が小さいなどの理由ですぐに根治手術ができない場合には、姑息手術（一時的にしのぐための手術）が行われます。具体的には、肺血流が多い場合は肺動脈を人工的に狭くして血流を制限する肺動脈絞扼術（pulmonary artery banding：PAB）、肺血流が少ない

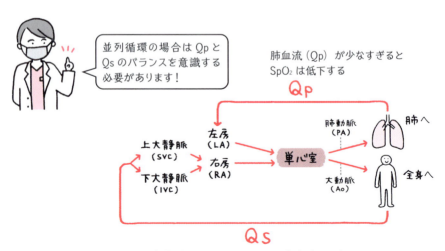

肺血流（Qp）が多すぎて、体血流（Qs）が少なすぎると、全身に酸素が届かなくなる

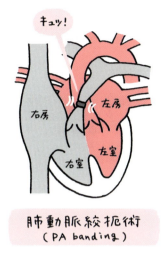
肺動脈絞扼術
（PA banding）

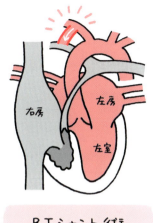
BTシャント術

場合には体動脈から肺動脈に血液を流す手術（BTシャント術：Blalock-Taussig shunt術）などが行われます。こういった疾患では、肺もしくは体血流を保つために動脈管が閉じないようにしておくことが重要な場合があり、そのためにプロスタグランジンE_1（パルクス®）が使われます。

ポイント3 体循環は保たれているか？

結局のところ、直列循環でも並列循環でも、身体の血流と血圧が保たれて、全身の臓器に酸素が届けられていないと生存できません。そのため、小児心臓手術後の患者さんを受け持った場合には「体循環が保たれているか？」をつねに意識しましょう。やはり、成人の循環管理といっしょです。

具体的な判断基準としては、血圧が保たれているかだけでなく、手足は十分温かいか、乳酸値（Lactate）が上昇してこないか、そして爪をぎゅーっと押してぱっと離したときに爪の色がすぐに戻るか[6]（capillary refill time：CRT／Q20 ☞ p.123）などを総合して、体循環が保たれているか

表 肺血管抵抗を上げる／下げる因子

肺血管抵抗を上げる（肺血流を減らす）	肺血管抵抗を下げる（肺血流を増やす）
・低い吸入酸素濃度（F$_I$O$_2$）、ときには窒素を付加して低酸素療法 ・高い PEEP や無気肺 ・高二酸化炭素（CO$_2$）血症、つまり低換気 ・アシドーシス ・高ヘモグロビン値 ・浅麻酔、浅鎮静 ・血管収縮薬	・高 F$_I$O$_2$ ・適度な PEEP ・自発呼吸 ・低 CO$_2$ 血症、つまり過換気ぎみの管理 ・アルカローシス ・**一酸化窒素（NO）吸入** ・低ヘモグロビン値 ・深麻酔、深鎮静 ・血管拡張薬 　（ニトログリセリン、ミルリノン、オルプリノンなど）

を判断します。ICU ナースは、これらのポイントを定期的に確認しましょう。

　休循環が保たれず、身体が必要としている酸素を供給できていない場合を、低心拍出量症候群（low output syndrome：LOS（ロス））といいます。いわゆる「ショック」と同じ病態です。このときにとる作戦としては、心収縮薬（ドパミン、ドブタミン、アドレナリン［ボスミン®］、ミルリノン［ミルリーラ®］、オルプリノン［コアテック®］など）を用いて心拍出量を上げる、ペーシングによって心拍数を上昇させて心拍出量をかせぐ、貧血があれば赤血球輸血によってヘモグロビン値を上昇させ運べる酸素量を増やす、などがあります。また、高体温や興奮状態では酸素消費量も多くなるので、クーリング、鎮静・鎮痛・筋弛緩薬の使用、人工呼吸管理などを考慮します。

呼吸管理は循環管理！？

　また、小児の場合、成人と比べて循環と呼吸がきわめて密接に関係しています。そのため、薬剤だけでなく人工呼吸器の設定を調節することでも、

循環が改善することをしばしば経験します。ここで考えるのが、肺血管抵抗（PVR）と体血管抵抗（SVR）です。血管の抵抗が上昇すれば血液は流れにくく、逆に血管抵抗が下がれば血液は流れやすくなりますよね。直列循環の場合は、肺血管抵抗も体血管抵抗も低いほうが、心臓にとってはラクです。通常は、肺血管抵抗は体血管抵抗よりもずっと低いです。

　一方で、並列循環の場合は、肺血流が多すぎるせいで体血流が減ってしまう場合がしばしばあり、この場合は、肺血管抵抗を上げつつ体血管抵抗を下げることを意識します。肺血管抵抗を上げる／下げる因子のを参考にしてください。もちろん、これらの因子は肺血管抵抗と体血管抵抗の両方に、ある程度影響します。ただし、一酸化窒素（NO）吸入療法は、肺血管抵抗だけを下げる効果があります。

◆　◆

　今回解説した3つのポイントで、小児の心臓術後の血行動態の理解がしやすくなれば幸いです。そして、「ICUでは子どもは小さな大人だから大丈夫！」と自信をもって、過度に気負わずにいきましょう。

参考文献

1) 日本集中治療医学会教育委員会編集．小児．集中治療医学会専門医テキスト第3版．東京，真興交易（株）医書出版部，2019, 809-36.
2) 岩崎達雄ほか．複雑心奇形の周術期管理：並列循環症例の管理．日本臨床麻酔学会誌．34 (2), 2014, 169-76.
3) 大崎真樹．循環生理を踏まえた呼吸管理，呼吸生理を踏まえた循環管理．日本小児循環器学会雑誌．36 (3), 2020, 178-85.
4) 大崎真樹．心疾患患児の急性期循環管理．日本小児循環器学会雑誌．35 (3), 2019, 153-63.
5) 大崎真樹．"急性期循環管理：LOSを中心に"．Cardiac PICUスタンダード．日本小児循環器集中治療研究会編．京都，金芳堂，2023, 2-13.
6) 伊東幸恵ほか．"急性期呼吸管理"．前掲書5), 14-43.
7) Fleming, S. Validity and reliability of measurement of capillary refill time in children : a systematic review. Arch Dis Child. 100 (3), 2015, 239-49.
8) 藤原孝志．"心臓外科手術の麻酔：総論"．臨床小児麻酔ハンドブック．改訂第4版．溝渕知司監修．東京，診断と治療社，2020, 267-79.

Column 02

Aラインとカフで測定した血圧が違う！？

　この現象、ICUあるあるですよね。ここでは、Aラインで測定した圧力を動脈圧（arterial blood pressure：ABP）、カフで測定した血圧を非観血的血圧（non-invasive blood pressure：NIBP）と表記します。NIBPのことを「実測」という人もいますが、ABPも嘘ではなく実際の圧力なので、「実測」というワードはちょっと不適切かもしれません。

　さて、この現象が起きたときにまずチェックするのは、NIBPのカフのチェックです。カフのサイズが適正サイズよりも小さい場合、血圧は高く出ることが知られています。そんなの知ってるよ！　という人も多いでしょうか。もう1つは、ABPの測定のエラーです。ゼロ点が合っていないことはよくあるエラーです。圧トランデューサーの高さを右心房の高さに合わせて、もう一度、ゼロ点をとってみましょう。

　また、Aラインの波形が極端に尖っていたり（この現象を「アンダーダンピング」「オーバーシュート」などといいます）、波形がはっきりしなかったり（「オーバーダンピング」「鈍っている」などといいます）するのも、誤差となります。この場合は、Aラインの回路内に気泡やつまりがないかをチェックします。アンダー／オーバーダンピングは、圧ラインをフラッシュすることでも見分けられます[1]。アンダーダンピングの場合、ダンピング調整器という小さい部品をAラインの回路に組み込むことで改善されることがあります。

　ここまでやってもNIBPとABPの値が違うことはよくありますよね。そもそもこの2つの方法は測定原理が異なっています。自動血圧計によるNIBPはオシロメトリック法という脈圧にもとづいた方法で、ABPは動脈カテーテルに接続した圧トランスデューサーで血圧を測定しています。実際に現場で必要な知識としては、NIBPとABPの値を比べた場合、血圧が高いときほどABPが高く、血圧が低いときほどABPが低くなりやすい性質がある[2]ことを覚えておきましょう。血圧がかなり高い／低い場合には、NIBPとABPの平均血圧の差は25 mmHg以上ずれることがあります[2]。

114

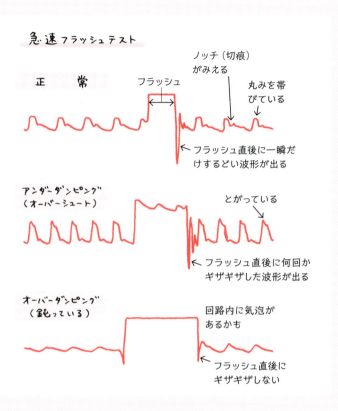

 これをふまえたうえで、血圧が問題となるのはどのようなときか考えます。いわゆる普通の血圧のときは、あまり問題ではありませんよね。血圧がとても高い場合や、とても低い場合に、血圧が問題となるわけです。

 ICUでは全体として血圧が低いことが問題となることが多いので、低血圧の場合を考えると、血圧が低くてNIBPとABPで差があるときは、ABPの平均血圧を重視することが大事です。ABPが低いからNIBPも測ってみて、「ABPだと血圧は75/40 mmHgだけど、NIBPだと90/40 mmHgだからとりあえず大丈夫だね」というのは、低血圧を見過ごしてしまう可能性があるので危険です。

そもそも血圧をモニタリングする目的は、血圧が高すぎる／低すぎるのを認知して対応するためです。そのためには、ICU で血圧が高い／低い場合には、NIBP より ABP を重視するのが理にかなっていると考えます。実際に、ICU において低血圧のときに NIBP を指標に管理すると、急性腎障害や死亡率が上昇することが示されています[3]。

　ABP は動脈にカテーテルを入れるので侵襲的ではありますが、やはり低血圧や高血圧など循環動態が不安定な ICU の患者さんでは、必須のモニタリングですね！

参考文献

1) Marino, PL. "血圧モニタリング". ICU ブック. 第 3 版. 稲田英一監訳. 東京, メディカル・サイエンス・インターナショナル. 2008, 103-11.
2) Wax, DB. et al. Invasive and concomitant noninvasive intraoperative blood pressure monitoring: observed differences in measurements and associated therapeutic interventions. Anesthesiology. 115 (5), 2011, 973-8.
3) Lehman, LW. et al. Methods of blood pressure measurement in the ICU. Crit Care Med. 41 (1), 2013, 34-40.

第3章

緊急事態に慌てないために

Q19 心停止に対する対応のポイントを教えてください

　心停止、そして心停止蘇生後の管理が ICU で行われることがあるかと思います。ここでは、ポイントと最近の話題をお話ししたいと思います。

心肺蘇生の基本

　心停止の対応については、いくつかのガイドラインがあります。『JRC 蘇生ガイドライン 2020[1]』や、アメリカ心臓協会の『BLS（一次救命処置／basic life support）[2]』『ACLS（二次救命処置／advanced cardiovascular life support）[3]』ガイドラインなどが有名です。それぞれわずかな違いはありますが、基本は、①絶え間ない胸骨圧迫、②適応があれば除細動、③3〜5分おきにアドレナリンの投与、の3点です。

　心停止には、4つの波形が含まれることを再確認しておきましょう。このうち、除細動（電気ショック）の適応があるのは、心室細動（ventricular fibrillation：VF）と無脈性心室頻拍（pulseless ventricular tachycardia：pulseless VT）の2つです。VF と pulseless VT は、アドレナリンよりも電気ショックが優先されます。除細動器にある「同期」ボタンが気になるかもしれませんが、脈が触れない心停止のときは無視して構いません（そもそも心停止しているので同期する必要がありません）。

　一方で、無脈性電気活動（pulseless electrical activity：PEA）と心静止（asystole）は除細動の適応はなく、胸骨圧迫＋アドレナリンの対応となります。

心室細動（VF）	心室頻拍（pulseless VT）
めちゃくちゃな波形	波形は規則的だが、脈は触れない

無脈性電気活動（PEA）	心静止（asystole）
心電図波形は出ているが、脈が触れない	しーん

　心停止の対応時は慌ただしくなりますが、リーダーの指示に従いながら与えられた任務を遂行し、まずは<u>自己心拍再開</u>（return of spontaneous circulation：<u>ROSC</u>ロスク）をみんなで目指しましょう。

心肺蘇生のポイント

　まず、<u>呼気 CO_2 モニター</u>の有用性が強調されています。気道確保が正しくできているかの確認だけでなく、胸骨圧迫が適切にされているか（血液が循環しているか）の指標にもなります。

　小児の心肺蘇生では、人工呼吸がより重要といわれています。成人では胸骨圧迫 30 回：人工呼吸 2 回の比率で行いますが、小児の場合は救助者が 2 人以上いれば 30：2 ではなく 15：2 で行います。電気ショックの適応がある場合は、体重を考慮し <u>2〜4 J/kg</u> で行います。

妊婦の場合は少し特殊です。基本は成人に対する心肺蘇生ですが、お腹が大きい場合はお腹を手でぐっと左側に寄せながら蘇生を行います（用手的子宮左方移動）。蘇生開始から4〜5分経過してもROSCしない場合には、可能な施設では緊急の帝王切開（死戦期帝王切開）を考慮します[4]。

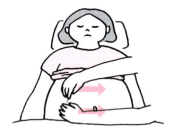

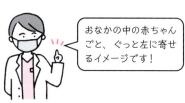

おなかの中の赤ちゃんごと、ぐっと左に寄せるイメージです！

心停止後症候群への対応

さて、蘇生が成功し、ROSCが得られた後はどうしたらいいでしょう。ROSC後はICUに入室となる場合も多いと思います。基本的にはふだんからICUで行っている全身管理になりますが、ポイントは、①心停止に至った原因の検索、②目標体温管理の2点です。

心停止に至った原因を突き止めないと、また心停止するかもしれませんよね。すぐに行えるのは、動脈血液ガス分析や一般の血液検査、心エコー検査、12誘導心電図、胸部X線撮影などです。冠動脈疾患があやしければ、緊急の冠動脈造影検査と必要があればPCI（経皮的冠動脈インターベンション：percutaneous coronary intervention）が行われます。

目標体温管理（targeted temperature management：TTM）というのは、神経学的予後を少しでもよくするために行います。ROSC後、昏睡状態（指示に従えない）の場合は、目標とする体温を32〜36℃の間に設定し、24時間以上その体温をキープできるように管理します。当院では36℃を目標にすることが多いです。この時期はけいれんが発生するリスクがあり

ますので、ICU ナースはけいれんをすぐに察知できるようにしましょう。

ちょっと注意が必要な心臓手術後の心停止

　心臓手術後の患者さんが ICU に入室するケースはたくさんあると思います。心臓手術後に心停止が起きた場合、胸骨圧迫をいきなり始めないほうがよい場合もあります。胸骨圧迫が手術後の心臓にダメージを与える可能性がありますし、心臓手術後に起きやすい心タンポナーデや出血による心停止の場合、胸骨圧迫の効果が少ないからです [5]。

　心室細動（VF）もしくは無脈性心室頻拍（pulseless VT）の場合、胸骨圧迫の前に電気ショックを 3 回試し、それが無効ならば胸骨圧迫を始めます。

　心静止（asystole）もしくは高度の徐脈の場合、ペーシングリードが入っていれば最大出力で 100 回 / 分のはやさでペーシングを開始します。無脈性電気活動（PEA）でペーシングされている場合は、一度ペーシングを切って VF でないことを確かめます。アドレナリンを使用する場合、一般的な成人の蘇生に使用する量（1 mg）ではなく、0.05〜0.3 mg と少し手加減することを考慮します。

　いずれにせよ、1 分以内に状況が改善しなければ、胸骨圧迫など通常の心肺蘇生をためらわずに行いつつ、緊急再開胸手術の準備を進めてください。

　心停止対応についてのトレーニングコースは、全国各地で定期的に開催されています。まだ参加したことがない ICU ナースがいましたら、近くで開催されるタイミングでぜひ一度参加することをおすすめします！

参考文献

1) 日本蘇生協議会．JRC蘇生ガイドライン2020．東京，医学書院，2021．
2) American Heart Association．BLS：一次救命処置，プロバイダーマニュアル AHAガイドライン2020準拠．
3) American Heart Association．ACLS：二次救命処置，プロバイダーマニュアル AHAガイドライン2020準拠．
4) American Heart Association．ハイライト：CPRおよびECCのガイドライン．https://cpr.heart.org/-/media/cpr-files/cpr-guidelines-files/highlights/hghlghts_2020eccguidelines_japanese.pdf（2024年3月閲覧）．
5) Society of Thoracic Surgeons Task Force on Resuscitation After Cardiac Surgery．The Society of Thoracic Surgeons Expert Consensus for the Resuscitation of Patients Who Arrest After Cardiac Surgery．Ann Thorac Surg．103（3），2017 1005-20．

Q20 敗血症性ショックの初期対応について教えてください

敗血症性ショックは、ICUでしばしば経験しますよね。はじめに、ショックとはなにかについて簡単に復習しておきましょう。この項目には、ICUにかかわるうえで大事なポイントがたくさん出てきます。ちょっと長くなりますがついてきてくださいね！

ショックとは？？

ショックとは、ひとことでいえば循環がうまくいっていない状態です。血圧が低い＝ショックというよりは、各臓器に血流が十分届いていない（各臓器に酸素が十分届いていない）＝ショックという感じです。全身の臓器（脳、肝臓、腎臓、腸管など）に酸素がうまく届かないと、嫌気性代謝が行われて乳酸（lactate／ラクテート）が産生されてきます。ショックには大きく以下の4つの分類があります。

1 循環血液量減少性ショック（Hypovolemic shock）

出血や脱水によるものです。いちばんイメージしやすいショックかと思います。

2 心原性ショック（Cardiogenic shock）

全身に血流を送るための心臓が原因のショックです。心筋梗塞や心筋炎、心筋症（拡張型心筋症など）、重度の弁膜症などによるものです。

3 閉塞性ショック（Obstructive shock）

　閉塞性ショックは、右心系（右心房→右心室→肺動脈）に問題があり、血流が肺にうまく流れない状態と考えるとよいでしょう。具体例としては肺塞栓症、心タンポナーデ、緊張性気胸などで、どれも右心系に血液が入ってこないもしくは右心系から血液を拍出できない状態です。

4 血液分布異常性ショック（Distributive shock）

　血管抵抗が下がってしまい、血圧が低く、循環が保てない状態です。具体例としては、敗血症性、アナフィラキシー、脊髄損傷による神経原性などです。上記①～③のショックは一般的に末梢の冷感がありますが、血液分布異常性ショックでは末梢が温かいこともあります（なので「warm shock」などといわれます）。
ウォーム

そもそも敗血症とは？

　敗血症性ショックを語るうえで、まずは敗血症とはなにかを確認しましょう。敗血症ってなにかといわれると意外にむずかしいかもしれません。現在よく使われている定義（Sepsis-3 といいます）では、敗血症とは感染症のせいで SOFA スコアが 2 点以上急上昇した場合をいいます。SOFA スコアとは、臓器がどのくらいダメージを受けているかを評価するスコアと考えればよいでしょう（ 表 ）。
ソーファ

敗血症性ショックとは？

　前置きが長くなりましたが、敗血症性ショックは上記④の血液分布異常性ショックに分類されます。Q13（ p.74）でもでてきたように、血圧は心拍出量×血管抵抗で決まります。敗血症性ショックは、敗血症のせいで血管抵抗が下がっているというのがメインの病態になります。その結果、

表 SOFA スコア

スコア		0	1	2	3	4
意識	Glasgow coma scale	15	13〜14	10〜12	6〜9	< 6
呼吸	PaO_2/FiO_2	≧ 400	< 400	< 300	< 200 および呼吸補助	< 100 および呼吸補助
循環		平均血圧 ≧ 70mmHg	平均血圧 < 70mmHg	〈ドパミン〉 5 μg/kg/分あるいはドブタミンの併用	〈ドパミン〉 5〜15 μg/kg/分あるいはノルアドレナリン≦ 0.1 μg/kg/分あるいはアドレナリン≦ 0.1 μg/kg/分	〈ドパミン〉 15 μg/kg/分あるいはノルアドレナリン> 0.1 μg/kg/分あるいはアドレナリン> 0.1 μg/kg/分
肝	血漿ビリルビン値 (mg/dL)	< 1.2	1.2〜1.9	2.0〜5.9	6.0〜11.9	≧ 12.0
腎	血漿クレアチニン値 (mg/dL) 尿量 (mL/day)	< 1.2	1.2〜1.9	2.0〜3.4	3.5〜4.9 < 500	≧ 5.0 < 200
凝固	血小板数 (× $10^3/\mu L$)	≧ 150	< 150	< 100	< 50	< 20

血圧が下がって全身に血流（酸素）が行きわたらず、ショックになるということです。

具体的には、敗血症のうち平均動脈圧65 mmHgを保つのに、輸液と血管収縮薬を必要とし、かつ血液中の乳酸値（lactate）が2 mmol/Lを超えるものを敗血症性ショックといいます。

敗血症性ショックの初期対応は？

ここまで理解されたみなさんは、初期対応の理解もスムーズにできるはずです。敗血症性ショックはとくに全身管理が大事です。いつもどおりモニターを装着し、ABCDEの順でバイタルサインの評価をします（Q21 ☞ p.130）。敗血症性ショックでは、少なくともC（循環）の異常がありますので、ここの対応がメインとなります。もちろんA（気道）やB（呼吸）の異常があれば、気管挿管や人工呼吸管理を考慮します。

1 輸液によるショックの離脱

まずは輸液によるショックの離脱を目指します。はじめの3時間で体重1 kgあたり30 mL（つまり体重50 kgの患者さんでは1,500 mL）以上のリンゲル液をめやすに投与することが多いです。

このときに、循環動態をモニターするために動脈ラインも挿入します。敗血症性ショックは乳酸値が2 mmol/Lを超える場合といいましたが、乳酸値は血液ガス分析をするとすぐに得られるので、そのための定期的な乳酸値のチェックにも動脈ラインは必須です。フロートラック（エドワーズライフサイエンス社）のようなモニターを使うと、心拍出量（cardiac output：CO）や心係数（cardiac index：CI）などの情報を連続的に得ることができ、循環管理をするうえでとても有用です（Q14 ☞ p.79）。胸

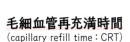

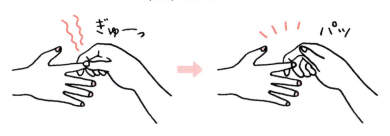

2〜3秒以上であれば、CRTは遅延しています（正常ではない）

毛細血管再充満時間
(capillary refill time：CRT)

にエコーをさっと当てて心臓の動きをみるドクターも多いでしょう。

　身体所見としては、毛細血管再充満時間（capillary refill time：CRT）が役に立ちます[1]。CRTとは、手の指をぎゅーっと押して離したときの爪の色が戻ってくるまでの時間のことで、CRTの正常は2〜3秒以内です。CRTは特別な道具がなくてもすぐにチェックできるので、こまめに観察したいポイントです。

2　血管収縮薬の使用

　輸液と同時に、血管収縮薬を使います。敗血症性ショックは血管抵抗が下がっていることが多いということは、血管抵抗を上げればいいというわけです。早期から血管収縮薬を使って輸液の総量を減らすことで、短期的な死亡率が下がるといわれています[2]。具体的には、血管収縮薬としてノルアドレナリンの持続投与、それでも低血圧が続くようならばバソプレシン（ピトレシン®）の併用がよく使われます。急いでいるときは末梢静脈ラインからノルアドレナリンを投与するのもOKですが[3]、基本的には中

心静脈から入れたほうがいいので、中心静脈カテーテル（CVC）を挿入することが多いです。輸液や血管収縮薬に反応しない場合、アドレナリンの持続投与や、ヒドロコルチゾン（ソル・コーテフ®、ハイドロコートン®）といったステロイドを投与することもあります。

忘れちゃいけない原疾患の治療

　ここまででもICUナースは大忙しだと思いますが、もともとの原因である感染症の治療も同時に開始します。明らかにあやしいと思われる感染源がある場合は、それを取り除いたり洗浄・ドレナージをしたりしますが、基本は広域スペクトラム（いろいろなタイプの細菌に効果がある）の抗菌薬です。敗血症が疑わしくショック状態のときは、1時間以内に抗菌薬の投与を開始します。

　そして、忘れちゃいけないのが抗菌薬を投与する前に血液培養を2セット以上採取することです。抗菌薬を入れる前に血液培養をしっかり採取することで、後に感染症の原因菌に対して適切な抗菌薬を選択することができます。感染の原因として、ICUではカテーテル関連血流感染（catheter-related blood stream infection：CRBSI）もしばしば敗血症の原因となります。ICUナースは、感染源となるようなデバイスはないか（とくに長期に留置しているデバイスに注意）も確認しましょう。

　敗血症性ショックの初期対応、理解できたでしょうか？　輸液、動脈ラインやCVC確保、血管収縮薬の準備、血液培養と抗菌薬投与などなど、短時間で多くの仕事がありますが、病態を理解したICUナースならばスムーズに対応できると思います。ICUスタッフで力を合わせ、まずはショックからの離脱を目指しましょう！

参考文献

1) Hernández, G. et al. Effect of a Resuscitation Strategy Targeting Peripheral Perfusion Status vs Serum Lactate Levels on 28-Day Mortality Among Patients With Septic Shock: The ANDROMEDA-SHOCK Randomized Clinical Trial. JAMA. 321 (7), 2019, 654-64.
2) Li, Y. et al. Timing of norepinephrine initiation in patients with septic shock: a systematic review and meta-analysis. Crit Care. 24 (1), 2020, 488.
3) Evans, L. et al. Surviving sepsis campaign: international guidelines for management of sepsis and septic shock 2021. Intensive Care Med. 47 (11), 2021, 1181-247.
4) Singer, M. et al. The Third International Consensus Definitions for Sepsis and Septic Shock (Sepsis-3). JAMA. 315 (8), 2016, 801-10.
5) 日本版敗血症診療ガイドライン2024特別委員会. 日本版敗血症診療ガイドライン2024（J-SSCG2024）. https://www.jaam.jp/info/2024/info-20240415.html（2024.7.24閲覧）
6) 日本集中治療医学会教育委員会編. "ショックの診断と管理". 日本集中治療医学会専門医テキスト. 第3版. 東京, 真興交易（株）医書出版部, 2019, 255-65.

Q21 重症外傷の対応について教えてください

初期対応はチームワークと ABCDE！

　重症外傷の初期対応は、救急外来で行われることが多いと思いますが、ICU ナースも外傷対応の基本を押さえておきましょう。ICU は、救急外来や手術室との連携が重要な部署ですから、デキる ICU ナースになるためには、救急外来や手術室のことも知っておくべきですよね！

　外傷の初期対応、それはチームワークと ABCDE アプローチ、この 2 点につきます。外傷の初期対応では、処置だけでなく物品の準備、記録、各部署とのやりとりなども大事になりますから、チームワークが重要です。具体的には、リーダー（たいてい救急科や初期対応担当の医師です）を中心として、役割分担を明確にして動く必要があります。「右前腕に静脈ライン 18 G（ゲージ）で確保できました！」というように、状況を周囲と共有しつつ対応にあたりましょう。外傷患者が到着するまでに時間があれば、その間に役割分担をしておくのもいいですね。

ABCDE アプローチ 〜外傷だけでなくすべての基本〜

　ABCDE アプローチとは、その名のとおり、生命維持と蘇生のために ABCDE 順に対応していくアプローチのことです。具体的には、A（気道）、B（呼吸）、C（循環）、D（中枢神経系）、E（全身の露出と保温）の 5 項目です。ICU で外傷が後で判明することもありますし、状況が刻々と変わ

ることも多いので、ICUナースもABCDEアプローチをいつも意識することが大事です。それでは、ABCDEアプローチのポイントを確認していきましょう。

1 A：気道（Airway）

　舌根沈下、顔面外傷、意識障害、多発肋骨骨折によるフレイルチェストなどがある場合など、確実な気道確保が必要なときは基本的に気管挿管を行います。外傷患者の場合、絶食時間が十分でない（「フルストマック」といいます）ことがほとんどなので、嘔吐する可能性があります。気管挿管時はサクションの準備もしておきましょう。また、鎖骨より上に外傷がある場合は、頸椎損傷がある可能性もあります。頸椎の評価がされていない場合には、頭部を手で押さえて頸椎を保護しながら気管挿管をすることがあります。

　また、血圧が低い、出血がひどいときは、気管挿管時に使用する薬剤のせいで循環が破綻する可能性があるため、薬剤を使わない場合や筋弛緩薬のみ使う場合などがあります。準備する薬剤についても、担当医に確認しましょう。気管挿管ができたかは呼気二酸化炭素モニター（カプノメータ）で確認します。呼気にCO_2が検出できれば気管挿管ができたと判断します。挿管が完了したらさっとカプノメータを確認しましょう。

2 B：呼吸（Breathing）

　呼吸の評価の基本になるのが、身体所見、SpO_2、胸部単純X線写真です。身体所見とは、呼吸パターン・呼吸数・創部・頸静脈怒張がないかを「見て」、両側の呼吸音を「聴いて」、胸郭や皮下気腫を「触って」判断します。身体所見とSpO_2はICUでもすぐにチェックできます。

外傷患者で緊急対応が必要な呼吸（B）の異常

フレイルチェスト

複数の肋骨が骨折し、胸壁が吸気時に陥没し、呼気時に膨隆する

⇒すぐに気管挿管して陽圧換気が必要！

緊張性気胸

呼吸音減弱
頚静脈怒張
胸郭の左右差

胸腔に空気がどんどん貯留してしまう
血圧も低下することが多い

⇒すぐに胸腔穿刺・ドレナージが必要!!

開放性気胸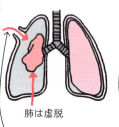

肺は虚脱

胸壁の創から胸腔内に空気が入ってきてしまう

⇒すぐに胸腔ドレナージ、創の閉鎖、陽圧換気が必要!!

大量血胸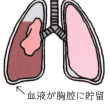

血液が胸腔に貯留

成人では一側に2〜3L出血がたまることもあり、循環に影響することもある

⇒緊急で開胸止血術の可能性あり!!

　また、外傷患者で発生しやすく、かつ緊急で対応しなければいけない呼吸の異常が、フレイルチェスト、緊張性気胸、開放性気胸、大量血胸です。これらは、身体所見の異常で気がつくことが多いです。異常を疑った場合には、すぐに担当医と共有してください！

3　C：循環（Circulation）

　ショックには4種類ある（Q20 ☞ p.123）というのを覚えていますか？　外傷では、この4つのショックのいずれも発生する可能性があります。出血による循環血液量減少性ショックだけでなく、心タンポナーデや緊張性気胸による閉塞性ショック、脊髄損傷による神経原性ショックなどもあります。

ショックは血圧だけで判断してはいけません。脈拍数（神経原性ショック以外はたいてい頻脈になりやすい）、四肢の触診（つめたくじっとりと湿っている）、CRT（capillary refill time が2秒以上に延長する）、出血量（FAST という胸腔や腹腔の出血を評価するためのエコー検査など）、意識レベル（初期は不穏になる）などをあわせてショックを判断します。

　とはいえ、外傷患者のショックの9割は出血性ショックです。出血性ショックの初期対応として、まずは糖を含まない加温されたリンゲル液を1,000 mL 急速に輸液します（成人の場合）。初期輸液に反応が乏しい場合は、「入れて（挿管）、入れて（輸血）、止める（止血術）」です。輸液ばかりしていると凝固障害が進んでいくので、輸血の出番です。赤血球だけでなく、新鮮凍結血漿（FFP）、血小板も輸血します。緊急で輸血をしなくてはいけないときにどうするかを定めた院内の手順書（massive transfusion protocol：MTP といいます）を確認しておきましょう。緊急度によっては、交差適合試験（クロスマッチ）を省略して、異型適合血[1]を輸血することもあります。もちろん、輸血製剤も適切に加温してくださいね。

表 緊急時の適合血の選択

患者血液	赤血球濃厚液（RBC）	新鮮凍結血漿（FFP）	血小板濃厚液（PC）
A	A＞O	A＞AB＞B	A＞AB＞B
B	B＞O	B＞AB＞A	B＞AB＞A
AB	AB＞A＝B＞O	AB＞A＝B	AB＞A＝B
O	Oのみ	全型適合	全型適合

O型の赤血球はすべての血液型に使える！

異型適合血を使用した場合、投与後の溶血反応に注意する

AB型のFFPとPCはすべての血液型に使える！！

第3章　緊急事態に慌てないために

出血が続く場合、輸血と同時に止血術をしなくてはいけません。開腹術や塞栓術などが行われます。ICUナースが知っておかなくてはいけないのは、ダメージコントロール戦略（DCS）の考えかたです。DCSでは、初回の手術は最低限の止血と汚染を避けることのみを目標とし、低体温・アシドーシス・凝固異常の3つの回復を待ってから、根本的な治療のための再手術を48時間以内に行います。完全な止血が得られるまでは、収縮期血圧を少し低めの80〜90 mmHgで維持する作戦をとることもあります（「permissive hypotension」といって、低血圧を許容するという意味）ので、ICUナースは血圧の管理目標なども担当医に確認しましょう。

4　D：中枢神経系（Dysfunction of central nervous system）

　この項目については、Q36（☞ p.216）、Q37（☞ p.221）を参照してください。大事なのは、Dの異常があっても、まずはABCの安定化が優先されるということです。

5　E：全身の露出と保温（Exposure／Environmental control）

　全身を露出し、見逃している外傷がないかをチェックする必要があります。ただし、頸椎損傷の可能性がある場合は、体位の変換時に注意してください。それと同時に、加温装置をうまく使ったり血液で濡れているシーツを交換したりして、初期対応の段階からなるべく体温を下げないように心掛けましょう。低体温は出血傾向やアシドーシスにつながります。

◆ ◆

　そのほかにも忘れずに行いたいのが、汚染された創や感染ハイリスクの場合の破傷風予防や抗菌薬の投与です。投与漏れがないかはICUナースも確認しましょう。また、<u>患者さんの不安や痛みへの対応</u>がどうしても後回しになってしまう傾向がありますので、忘れずにケアしたいところです。

　外傷対応にはICU管理のポイントがたくさん詰まっています。ICUナースのきめ細かい管理とアセスメントが、外傷患者の予後をよくするのはいうまでもありません。各部署とうまく連携しながら対応しましょう！

参考文献

1) 日本集中治療医学会教育委員会編．"外傷"．日本集中治療医学会専門医テキスト．第3版．東京，真興交易（株）医書出版部，2019，695-720．
2) 日本外傷学会外傷初期診療ガイドライン改訂第6版編集委員会編．"初期診療総論"．外傷初期診療ガイドラインJATEC．改訂第6版．東京，へるす出版，2021，1-26．
3) 日本麻酔科学会ほか．危機的出血への対応ガイドライン．https://anesth.or.jp/files/pdf/kikitekiGL2.pdf（2023年12月閲覧）．

Q22 急変対応をするときに緊張してしまって、うまく対応できません

　ICUでときどき（しばしば？）発生する緊急事態、一気に状況が変わってやることもたくさん、緊張感もあって動きが止まってしまう……となるのは無理ありません。ICUナースは救急外来や院内迅速対応チーム（rapid response team：RRT）などでも活躍する人が多く、とくに急変に直面しやすい部署で活躍するのがICUナースです。ここでは、急変時に共通するポイントをいくつか確認したいと思います。

どんなときもABCDEアプローチ！

　外傷の初期対応で行われるABCDEアプローチ（Q21 ☛ p.130）ですが、外傷にかかわらずどんな急変でもABCDEアプローチが基本となります。この本でもたびたび登場しますね。急変が発生したときはすぐにその原因がわからないことも多く、とりあえずはじめにABCDEの安定化をはかります。

　急変に遭遇したら、まずはA（気道）が保たれているかをチェックします。同時にB（呼吸）もチェックしましょう。とりあえず酸素投与も開始します（急変時に酸素投与が害となる状況はかなりまれですので）。この時点でAとBに異常があれば、バックバルブマスクやジャクソンリース回路など、マスク換気ができるものを準備します。気管挿管も有力な選択肢です。AとBの異常では、これらの物品の用意を急ぐ必要があります。

　これと同時に行うのが、モニタリングです。モニター心電図、パルスオ

キシメータ、血圧測定が基本の3点セットです。ICUではモニターがついていることがほとんどですが、救急外来や病棟、検査室などでも急変はたびたび起こります。この時点で薬剤投与ラインがない場合は、<u>末梢静脈ライン</u>の確保も必要です。急変に遭遇して動きが止まってしまいそうな人は、「O₂（オーツー）、IV（アイブイ）（ライン確保）、モニター」とつぶやいて行動に移りましょう。私も急な事態に遭遇して動きが止まってしまいそうなときは、「O₂、IV、モニター」から確認するようにしています。

次にC（循環）の確認です。血圧測定をしつつ、四肢は温かいか、冷汗はないかをチェックします。CRT（capillary refill time）のチェックも有用です。CRTもこの本で何度も登場しますね。このように、急変時は「O₂、IV、モニター」と「ABCDEアプローチ」をまずは意識しましょう。

情報収集のポイントはAMPLE！

急変の発生場所にもよりますが、情報が不足していることが多いです。ABCDEアプローチをしながら情報収集も進めましょう。<u>緊急で情報収集をするときの合言葉はAMPLE（アンプル）です</u>。病院スタッフ、救急隊、家族などからまずは以下のAMPLEを早めに集めましょう。

1 Allergy（アレルギー）

アレルギーの有無をチェックしましょう。アレルギー自体が急変の原因である可能性もあります。院内の急変では、検査中に使用した造影剤や、抗菌薬などによるアナフィラキシーショックもよく経験します。

2 Medication（内服薬）

使用中の薬剤は、急変対応をするうえでかなり有力な情報です。処置をする場合は抗凝固薬や抗血小板薬の情報も大事ですね。お薬手帳も有用です。

3 Past Medical History（既往歴）

過去の病気や手術歴といった情報が、急変の原因を知るヒントになることがよくあります。緊急時も早めに知りたい情報です。

4 Last Meal（最終飲食時間）

気管挿管をするときや緊急手術になるときなどに大事な情報です。食事してすぐに急変した場合、嘔吐して誤嚥するリスクも高いので注意が必要になります。

5 Events & Environment（現病歴や現場の状況）

急変したときの状況はもちろん大事ですよね。急変のきっかけや予兆があったのかを確認しましょう。

急変時になにを確認したらいいか迷ってしまうときは、「AMPLE」を思い出して効率よく情報収集にあたりましょう。

急変に1人で立ち向かう必要はない

院内で急変に対応する場合、たいていは自分以外のスタッフが近くにいるはずです。1人で対応する必要はありません。まずは人を集め、チーム力（りょく）で対応しましょう。

ただし、コード・ブルー（全館放送で発する緊急コール）などでたくさんの人が一気に集まった場合、現場はかなり混沌とします。そういった状況では、リーダーの指示を的確に遂行し、リーダーをサポートするのがポイントです。多くの場合、主治医、現場に居合わせた医師、駆けつけた救急医／集中治療医／麻酔科医などが急変対応時のリーダーになることが多

いと思います。だれがリーダーなのかをまず把握し、そのリーダーを中心としたチームがうまく機能するように意識しながら、チーム力で急変を乗りきりましょう。

参考文献

1) 吉田圭佑. "緊急事態が発生したときの心得を教えてください". オペナースの疑問、3分で解説します！. 大阪, メディカ出版, 2021, 150-54.
2) 日本外傷学会外傷初期診療ガイドライン改訂第6版編集委員会編. "初期診療総論". 外傷初期診療ガイドラインJATEC. 改訂第6版. 東京, へるす出版, 2021, 1-26.

Column 03

ABCDEF バンドル

PICS と PICS-F

いきなりですが、集中治療後症候群（post intensive care syndrome：PICS）という言葉を聞いたことがありますか？　これは、ICU を無事に退室できたとしても、身体、認知機能、そしてメンタルヘルスが長期的に（ときには 1 年以上！）障害される状態を指します[1]。重症病態から回復した後に、四肢の筋力が全体的に低下してしまう ICU-AW（ICU-acquired weakness）も PICS に含まれます。

また、メンタルヘルスの問題は ICU に在室した患者さんだけでなくその家族にも発生し、これは family の F をつけて PICS-F といいます。PICS-F は患者さんが ICU を生存して退室した場合だけでなく、亡くなった場合も発生する可能性があります。この PICS、PICS-F はかなりの割合で発生することが認知されるようになり、日本の ICU で人工呼吸管理を受けて生存した患者さんの 64％ が、半年後の時点で PICS を発症していたという報告があります[2]。つまり、ICU ナースも「どうやったら PICS を予防できるか」を日ごろから意識していく必要があります。

ABCDEF バンドルで PICS 予防！

PICS を予防するための作戦の 1 つが、「ABCDEF バンドル」です[3]。これは、以下の内容の頭文字をとったものです（文献によって文言が多少異なりますが、だいたい同じ要素が入っています）。重症患者に遭遇したときに、まず A（気道）・B（呼吸）・C（循環）・D（意識）・E（全身の露出と保温）と評価していく「ABCDE アプローチ」とはまた別ですが、ICU においてはどっちも大事ですので両方マスターしておきましょう。

この ABCDEF バンドルは、ICU における看護全体の要点といえるでしょう。この本でも ABCDEF バンドルに関連する内容はたびたび登場します。ABCDEF バンドルをしっかり実践することで、PICS だけでなく生存率、人工呼吸期間、せん妄、昏睡、身体拘束、ICU 再入室なども改善するこ

表 ABCDEFバンドル（文献4を参考に作成）

- **A**：Assess, Prevent and Manage Pain…疼痛の予防・評価・管理
- **B**：Both Spontaneous Awakening Trials（SATs）and Spontaneous Breathing Trials（SBTs）…自発覚醒トライアルと自発呼吸トライアル（Q6 ☞ p.35）
- **C**：Choice of Analgesia and Sedation…鎮痛・鎮静剤の選択（Q23 ☞ p.144／Q24 ☞ p.149）
- **D**：Delirium: Assess, Prevent and Manage…せん妄の評価・予防・管理（Q32 ☞ p.192）
- **E**：Early Mobility and Exercise…早期離床と運動
- **F**：Family Engagement and Empowerment…家族の支援とエンパワーメント

とが示されています[3,5]。

ICU日記もPICS改善に有用！？

　みなさんの施設ではICU日記というものはありますか？ ICU日記とは、ICU滞在中の患者さんの状態や出来事などを、ICUスタッフや家族によって記録しておくもので、写真などを入れたりもします。当院のICUでは「ICUダイアリー」という名前で、おもにナースによって記録されています。

　このICU日記は、患者さんがICUを退室した後に見ることで、ICU滞在中の記憶のギャップを埋めたり、記憶のゆがみなどを修整したりする効果があります[6]。PICSだけでなく、家族のPICS-Fの予防にもなるともいわれていますが、日本ではまだ2～3割くらいの施設でしか運用されていないようですので[7]、まだICU日記を導入していない施設では、長期にICUに滞在しそうな患者さんからの導入を検討してみてはいかがでしょうか？

　ABCDEFバンドルの1つひとつは、ICUナースにとっては「当たり前でしょ」という感じかもしれません。しかし、日々バンドルを実践し、見落としがないようにすることが、短期的な予後だけでなく長期的なアウトカムを改善することにつながります。

参考文献

1) Needham, DM. et al. Improving long-term outcomes after discharge from intensive care unit: report from a stakeholders' conference. Crit Care Med. 40 (2), 2012, 502-9.
2) Kawakami, D. et al. Prevalence of post-intensive care syndrome among Japanese intensive care unit patients: a prospective, multicenter, observational J-PICS study. Crit Care. 25 (1), 2021, 69.
3) Pun, BT. et al. Caring for Critically Ill Patients with the ABCDEF Bundle: Results of the ICU Liberation Collaborative in Over 15,000 Adults. Crit Care Med. 47 (1), 2019, 3-14.
4) Society of Critical Care Medicine. ICU Liberation Bundle (A-F). https://www.sccm.org/Clinical-Resources/ICULiberation-Home/ABCDEF-Bundles (2023年5月閲覧).
5) Barnes-Daly, MA. et al. Improving Hospital Survival and Reducing Brain Dysfunction at Seven California Community Hospitals: Implementing PAD Guidelines Via the ABCDEF Bundle in 6,064 Patients. Crit Care Med. 45 (2), 2017, 171-8.
6) Harvey, MA. et al. Postintensive Care Syndrome: Right Care, Right Now…and Later. Crit Care Med. 44 (2), 2016, 381-5.
7) 櫻本秀明ほか. 鎮静・鎮痛・せん妄・睡眠管理, ICU diaryに関する実態：Webアンケート調査の結果から. 日本集中治療医学会雑誌. 27, 2020, 429-32.

第4章

ICUでよく使う
薬剤の話

Q23 プロポフォール、ミダゾラム、デクスメデトミジンなど鎮静薬の使い分けについて教えてください

鎮痛を優先して浅めの鎮静を！

　いきなりですが、自分がICUに入室することになったら、どんな鎮静をしてほしいでしょうか？　私だったら……挿管して人工呼吸中だったら、はっきり完全に覚醒している状態よりは、少し鎮静してほしいですかね。でも痛みや不調などをまったく訴えられないような深い鎮静は嫌です。そしてなによりも、痛さやつらさを可能なかぎり取ってほしいです。みなさんも同意見ですか？

　ICUにおける鎮静や鎮痛についてまとめたガイドライン『PADISガイドライン[1]』では、人工呼吸管理中は基本的には浅い鎮静を目標にすることが推奨されています。1日のなかで鎮静を切る（もしくは減量する）時間をつくるのも大切です。鎮静が必要以上に深いと意識レベルの評価ができなくなりますし、血圧が下がったり人工呼吸期間が長くなったりと、悪影響が出てくるのはイメージできると思います。

スケールを使って鎮静の評価を！

　浅い鎮静とは具体的にどのくらいでしょうか？　浅い鎮静といっても、無鎮静がよいというわけではありません[2]。鎮静が浅すぎれば、患者さんの苦痛が増えたり事故抜管リスクが上昇したりしますので、適切に鎮静レベルを評価する必要があります。循環作動薬を血圧などのモニターを見ながら調整するのと同じように、鎮静薬もスケールで評価しながら調整しま

表 RASS

スコア	用語	説明	
＋4	好戦的な	明らかに好戦的な、暴力的な、スタッフに対する差し迫った危険	
＋3	非常に興奮した	チューブ類やカテーテル類の自己抜去、攻撃的な	
＋2	興奮した	頻繁な非意図的な運動、人工呼吸器ファイティング	
＋1	落ち着きのない	不安で絶えずそわそわしている しかし動きは攻撃的でも活発でもない	
0	意識清明な落ち着いている		
－1	傾眠状態	完全に清明ではないが、呼びかけに10秒以上の開眼およびアイコンタクトで応答する	呼びかけ刺激
－2	軽い鎮静状態	呼びかけに10秒未満のアイコンタクトで応答	
－3	中等度鎮静	呼びかけに動き、または開眼で応答するがアイコンタクトなし	
－4	深い鎮静状態	呼びかけに無反応、しかし身体刺激で動くまたは開眼	身体刺激
－5	昏睡	呼びかけにも身体刺激にも無反応	

す。鎮静スケールとしていちばん使われているのが、RASS（ラス）（richmond agitation-sedation scale）です（表）。具体的には、浅めの鎮静としてRASSが0から－2くらいを目標にすることが多いです。

鎮静薬はなにを使う？

　ここからは、質問に出てきた3つの鎮静薬（プロポフォール、ミダゾラム［ドルミカム®］、デクスメデトミジン［プレセデックス®］）について、それぞれのポイントを解説していきます。

1 挿管時にも人工呼吸中にも使いやすいプロポフォール

　プロポフォールは、手術室での全身麻酔にもよく使われる薬剤で、ICUにおける人工呼吸中の鎮静としても推奨されている鎮静薬です。フェンタニルなどのオピオイドと併用すると相乗効果があり、さらにオピオイドの副作用の1つである吐き気を抑える作用があるのもポイントです。深い鎮静にも向いているので、当院では腹臥位療法をする場合にはプロポフォールを使用しています。

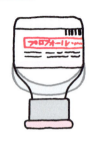

プロポフォールは1mLが10mg

　注意点は、血圧が低下しやすいこと、そして「ICUにおける人工呼吸中の鎮静において小児には投与しないこと」となっています。すぐに鎮静の効果が出る（入眠する）ので、気管挿管をするときにもよく使いますが、やはり血圧の低下に注意が必要です。

2 出番が減ってきたミダゾラム

　ベンゾジアゼピン系に分類される薬剤で、GABA（ギャバ）受容体に作用して効果を発揮します。プロポフォールと比べて血圧が下がりにくいので、循環に不安がある患者さんへの気管挿管のときなどに、鎮静薬として選択することがあります。フルマゼニル（アネキセート®）で拮抗できるというのも特長です。

　一方で、せん妄との関連が指摘されたり、長期的に使うとやめるときに離脱症状（興奮や頻脈など）が問題に

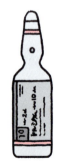

ミダゾラム
（ドルミカム®）

なったりという理由で、最近のICUではミダゾラムの出番が減っています。

3 浅い鎮静に最適なデクスメデトミジン

プロポフォールと並んで、ICU での人工呼吸中の鎮静に推奨されているのが、デクスメデトミジンです[3]。浅い鎮静を達成しやすく、デクスメデトミジンで鎮静中の患者さんは、眠っているように見えても声をかけるとすぐ反応できることが多いです。ICU で行われた多くの研究で、デクスメデトミジンにせん妄の予防効果がある可能性が示されており[4, 5]、第一選択として使っている施設も多いと思います。小児の適切な鎮静もむずかしいことが多いですが、さまざまな背景の小児を対象とした研究でも、デクスメデトミジンはミダゾラムよりメリットが多そうです[6]。

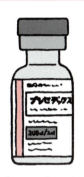

デクスメデトミジン
（プレセデックス®）

よいことばかりに思えるデクスメデトミジンですが、注意点は徐脈になりやすいことです。また、コストの観点からも、鎮静の必要がない患者さんに安易に使うことは避けなければいけません。

というわけで、私は ICU での鎮静薬として、基本的に浅い鎮静を達成しやすいデクスメデトミジンを選択しています。深い鎮静が必要なケースや、強い呼吸努力を抑えたい場合にはプロポフォール[7]を選択します。

鎮静と鎮痛は互いに関係していますが、まずは鎮痛が十分かを評価し、そのうえで鎮静薬を使用します（Q24 p.149）。鎮静薬をうまく使って患者さんのつらさを減らしてあげるためにも、鎮静スケールによる定期的な鎮静度の評価が重要です！

参考文献

1) Devlin, JW, et al. Clinical Practice Guidelines for the Prevention and Management of Pain, Agitation/Sedation, Delirium, Immobility, and Sleep Disruption in Adult Patients in the ICU. Crit Care Med. 46(9), 2018, e825-73.
2) Olsen, HT, et al. Nonsedation or Light Sedation in Critically Ill, Mechanically Ventilated Patients. N Engl J Med. 382(12), 2020, 1103-11.
3) Hughes, CG, et al. Dexmedetomidine or Propofol for Sedation in Mechanically Ventilated Adults with Sepsis. N Engl J Med. 384(15), 2021, 1424-36.
4) Wang, S, et al. Effect of dexmedetomidine on delirium during sedation in adult patients in intensive care units : A systematic review and meta-analysis. J Clin Anesth. 69, 2021, 110157.
5) Burry, LD, et a. Pharmacological and non-pharmacological interventions to prevent delirium in critically ill patients : a systematic review and network meta-analysis. Intensive Care Med. 47(9), 2021, 943-60.
6) Lang, B, et al. A comparative evaluation of dexmedetomidine and midazolam in pediatric sedation ; A meta-analysis of randomized controlled trials with trial sequential analysis. CNS Neurosci Ther. 26(8), 2020, 862-75.
7) Goligher, EC, et al. Lung- and Diaphragm-Protective Ventilation. Am J Respir Crit Care Med. 202(7), 2020, 950-61.
8) 日本集中治療医学会教育委員会編. "鎮痛・鎮静". 日本集中治療医学会専門医テキスト. 第3版, 東京, 真興交易（株）医書出版部, 2019, 420-8.

Q24 フェンタニルやモルヒネなど、鎮痛薬の使い分けについて教えてください

ICUになくてはならないオピオイド

　フェンタニルとモルヒネ、どちらもオピオイドに分類される薬剤です。脳や脊髄のオピオイド受容体に働くことで、強い鎮痛作用を発揮します。ICUにいる患者さんの多くが、痛みや身体的なつらさを感じているため、オピオイドはICUになくてはならない薬剤です。

　フェンタニルとモルヒネのいちばんの違いは作用時間です。フェンタニルは作用時間が短く、モルヒネは長く効きます。そのためフェンタニルは持続投与で用いることが多いです。もう1つの違いは代謝経路です。腎機能が高度に低下している場合、モルヒネの作用時間が極端に長くなる可能性があるので、腎機能が悪い場合にはモルヒネは使用しません。オピオイドの副作用ですが、ICUでしばしば問題になるのが次の3つです。

1 呼吸抑制

　命にかかわる合併症です。オピオイドを使用しているときは、呼吸数や呼吸パターンを監視する必要があります。

2 悪心（吐き気）・嘔吐

　とくに術後に起きる悪心・嘔吐は、PONV（postoperative nausea and vomiting）といわれ、しばしばオピオイドが原因となります。PONVの対処法は、オンダンセトロンやドロペリドール（ドロレプタン®）などの制吐薬の使用[1]、そしてオピオイドの使用を最低限にすることです。

149

3 便秘

オピオイドが腸管の動きを悪くしてしまうことで起こります。対処法は、やはりオピオイドの使用を最低限にすること、そして消化管のオピオイド受容体に拮抗するナルデメジン（スインプロイク®）が有効です。

強い鎮痛作用をもつオピオイドはICUにおける鎮痛の基本となる薬剤ですが、このような副作用もしばしば問題となるため、オピオイドだけで痛みを管理するのはナンセンスです。ICUでのオピオイドの使用量が増えるほど、せん妄のリスクも上がります[2]。

副作用を理解しながら多角的鎮痛を！

「多角的鎮痛」という言葉を聞いたことがあるでしょうか？ multimodal analgesia（マルチモダール）ともいいます。これはオピオイドだけをたくさん使って痛みをとるのではなく、作用機序が違う鎮痛薬や鎮痛法をうまく組み合わせて痛みをとろうという考えかたです。多角的鎮痛を意識すると鎮痛の質がよくなります。さらに、組み合わせることで1つひとつの薬剤の量を減らすことができ、結果的に薬剤の副作用を減らすことができるというメリットもあります。

じゃあ、なにを組み合わせるの？ ってなりますよね。有力候補は、まずアセトアミノフェンです。アセトアミノフェンのよいところは、副作用が少なく、かついろいろな剤形があるところです。静注できるアセリオ®はICUで使いやすいですし、内服も錠剤・散剤（粉薬）・シロップ・坐薬と豊富です。小児や妊婦にも使いやすい薬剤です。ICUでは、アセトアミノフェン静注により低血圧が起こることがときどきあるので、投与時は血圧をこまめに確認しましょう。

そのほかにも、鎮静と鎮痛作用を持つケタミン（ケタラール®）をオピオイドと組み合わせて使うことがあります。ケタミンは麻薬ですが、オピオイド受容体ではなくNMDA受容体に作用する薬剤です。自発呼吸が保たれやすく、体表面の痛みに効果的という特徴があるので、熱傷の処置にもしばしば使われます。

　また、フルルビプロフェンアキセチル（ロピオン®）やロキソプロフェン（ロキソニン®）のような非ステロイド性抗炎症薬（NSAIDs）も痛みをとるのにとても有効ですが、NSAIDsには消化管潰瘍、腎障害などの副作用がありますので、ルーチンに漫然とNSAIDsを使うのはNGです。また、鎮痛作用をもつ鎮静薬であるデクスメデトミジン（プレセデックス®）を鎮痛補助として併用することもあります。

区域麻酔も疼痛管理に有用！

　適応があればうまく使いたいのが、神経ブロックや硬膜外麻酔などの区域麻酔です。術後にICUに入室する患者さんでは、手術室から区域麻酔が行われてくることも多いと思います。

　区域麻酔には、局所麻酔薬であるロピバカイン（アナペイン®）やレボブピバカイン（ポプスカイン®）がよく使われます。これらの局所麻酔薬は、痛みを感じる神経だけでなく、交感神経や運動神経までブロックすることがよくあります。交感神経がブロックされれば血管が拡張して血圧が低下しやすくなりますし、運動神経がブロックされれば四肢の力が入りにくくなったりします。印象としては、0.25％より濃い濃度のロピバカインやレボブピバカインで運動神経のブロックが起こりやすいです。術後患者を受け持つICUナースは、「その区域麻酔が十分効いているか」「区域麻酔による副作用はないか」を評価しましょう。

また、区域麻酔は外傷にともなう疼痛管理（たとえば多発肋骨骨折）にも有効です。区域麻酔によって痛みを十分とることで、深呼吸や咳嗽、早期リハビリテーションが可能になり、結果的に合併症が減ることがわかっています[3]。薬剤でコントロールしきれない痛みがある場合には、ICUナースから担当医に「疼痛管理として区域麻酔はどうでしょう？」のような提案をしてみてもよいですね。

痛みをスケールで評価しよう！

ICUでは鎮静も大事ですが、なによりも鎮痛ファーストで考えることが大事です（「analgesia-first sedation」などといいます）。そして鎮痛薬を適切に使うには、患者さんの痛みを適切に評価する必要があります。患者さんが自分で痛みを表現できる場合には、NRS（numeric rating scale）のような痛み評価スケールを使うのが有効です。NRSは痛みなしを0、最強の痛みを10として、0～10で痛みを表してもらう方法で、NRSが3を超える場合は疼痛コントロールが必要です。鎮痛薬の効果を評価するためにも、定期的にNRSを聴取しましょう。

一方で、ICUでは人工呼吸中や意識障害のため、患者さん自身で痛みを表現できないケースも多々あります。このような場合には、BPS（behavioral pain scale、表1）やCPOT（critical-care pain observation tool、表2）などのスケールが有用です。BPSやCPOTは、患者さんを観察し医療スタッフが評価する方法で、BPS＞5もしくはCPOT＞2の場合は疼痛コントロールが必要です。これらのスケールをうまく使い、痛みを数値で評価するようにしましょう。ただし、BPSやCPOTでも、RASS -4以下のような深い鎮静状態の痛みを評価することはできません。

表1 BPS：Behavioral pain scale

人工呼吸中のみ使用できる。

項目	説明	スコア
表情	穏やかな	1
	一部硬い（たとえば、眉が下がっている）	2
	まったく硬い（たとえば、まぶたを閉じている）	3
	しかめ面	4
上肢の動き	全く動かない	1
	一部曲げている	2
	指を曲げて完全に曲げている	3
	ずっと引っ込めている	4
人工呼吸器との同調性	同調している	1
	ときに咳嗽、大部分は呼吸器に同調している	2
	呼吸器とファイティング	3
	呼吸器との調節がきかない	4

BPSが5を超えるときは、介入が必要！！

　2022年から、ICUでの人工呼吸中の鎮痛としてレミフェンタニルが使用できるようになりました。レミフェンタニルもオピオイドですが、フェンタニルよりもさらに切れがよい薬剤で、持続投与で使用します。レミフェンタニルの持続投与をストップすると、数分後には効果が切れてきます。ICUで人工呼吸を行う成人に対してレミフェンタニルで鎮痛を行うと、フェンタニルやモルヒネよりも人工呼吸期間やICU滞在時間が短くなることが報告されています[4]。レミフェンタニル使用中は、血圧低下や徐脈が起きやすいことに注意しつつ、上手に使っていきたいですね。

表2 CPOT：Clitical-Care Pain Observation Tool

人工呼吸中かどうかにかかわらず使用できる。

項目	説明	スコア	
表情	緊張なし	リラックス	0
	しかめる、眉間のしわ、こわばる、筋肉の緊張	緊張	1
	上記に加えて、強く眼を閉じている	顔をゆがめる	2
体の動き	動かない	動きなし	0
	ゆっくり慎重な動き、痛いところを触ったりさすったりする	抵抗	1
	チューブを引き抜く、突然立ち上がる、体を動かす、命令に応じず攻撃的、ベッドから降りようとする	落ち着きなし	2
人工呼吸器との同調（挿管患者）	アラームがなく、容易に換気	同調	0
	アラームがあるが、止んだりもする	咳嗽はあるが同調	1
	非同期、換気がうまくできない、アラーム頻繁	ファイティング	2
発声（挿管していない患者）	通常のトーンで会話	リラックス	0
	ため息、うめき声	ため息、うめき声	1
	泣きわめく、すすり泣く	泣きわめく	2
筋緊張	受動的な動きに抵抗なし	リラックス	0
	受動的な動きに抵抗あり	緊張・硬直	1
	受動的な動きに強い抵抗あり、屈曲・伸展できない	強い緊張・硬直	2

CPOTが2を超えるときは、介入が必要！！

参考文献

1) Gan, TJ. et al. Rescue Treatment of Postoperative Nausea and Vomiting：A Systematic Review of Current Clinical Evidence. Anesth Analg. 135（5），2022，986-1000.
2) Duprey, MS. et al. Opioid Use Increases the Risk of Delirium in Critically Ill Adults Independently of Pain. Am J Respir Crit Care Med. 204（5），2021，566-72.
3) Jensen, CD. et al. Improved Outcomes Associated with the Liberal Use of Thoracic Epidural Analgesia in Patients with Rib Fractures. Pain Med. 18（9），2017，1787-94.
4) Yang, S. et al. Comparison between remifentanil and other opioids in adult critically ill patients：A systematic review and meta-analysis. Medicine（Baltimore）. 100（38），2021，e27275.
5) 日本集中治療医学会教育委員会編．"鎮痛・鎮静"．日本集中治療医学会専門医テキスト．第3版．東京，真興交易（株）医書出版部，2019，420-8.
6) Devlin, JW. et al. Clinical Practice Guidelines for the Prevention and Management of Pain, Agitation/Sedation, Delirium, Immobility, and Sleep Disruption in Adult Patients in the ICU. Crit Care Med. 46（9），2018，e825-73.

Q25 栄養としての輸液について教えてください

　近年、ICU でも栄養が超重要だよ！　ということが強調されるようになってきました。栄養の原則は「腸が使えるなら腸を使う」です[1,2]。ICU にいる患者さんは口から食事を摂ることができる人ばかりではないので、経腸栄養（enteral nutrition：EN／Q35 ☞ p.213）の出番も多いです。

　しかし、すぐに腸管が使えない場合（大動脈手術後、腸閉塞、重篤な下痢など）も多いです。そんなときの強力な味方が、経静脈栄養（parenteral nutrition：PN）です。投与するカロリーが同じであれば、経静脈栄養でも経腸栄養でも短期間ならば大きな差はないといわれています[3]。また、経腸栄養だけでは栄養が不足する場合には、経静脈栄養を併用して補う方法（補完的静脈栄養 supplemental PN：SPN）の有効性も報告されています[4]。めやすとして、経腸栄養を始めて 1 週間でおよそ 500 kcal/ 日が達成できなければ、経静脈栄養の併用を考慮します[1]。

用語がいろいろあるけれど、あまりに気にしないで！

　経静脈栄養のなかでも、内頸静脈や鎖骨下静脈に挿入された中心静脈カテーテル（いわゆる CV カテーテル）や上腕に挿入された末梢挿入型中心静脈カテーテル（peripherally inserted central venous catheter：PICC）から栄養を投与するのを「中心静脈栄養」といいます。「高カロリー輸液」「total PN：TPN」「intravenous hyperalimentation：IVH」などとよぶ人もいますが、どれもほぼ同じ意味です。

経静脈栄養のうち、末梢静脈ラインから投与するものを末梢静脈栄養（peripheral PN：PPN）といいます。糖の濃度が濃すぎるもの（10～15％以上）は静脈炎のリスクが高いので、末梢静脈ラインから投与できません[1]。つまり、PPNだけでは1日に必要なカロリーを投与することはむずかしいということです。

経静脈栄養のメリット・デメリット

　経静脈栄養は直接血管のなかに栄養を入れられるので、腸管が使えない患者さんにも栄養を投与できるというのが最大のメリットです。しかし、経静脈栄養にはデメリットもあります。

　1点めは、投与できる栄養素の問題です。炭水化物、脂質、タンパク質、無機質（ミネラル）、ビタミンの5大栄養素は、経腸栄養でも経静脈栄養でも投与できます。しかし、経静脈栄養で投与できる炭水化物はグルコースのみ、タンパク質はアミノ酸のみ、微量元素も製剤がある数種類しか投与できない、などデメリットがあります。グルコースのみだと血糖が上がりやすくなりますし、アミノ酸は透析で除去されやすかったり、経静脈栄養が長期になると微量元素欠乏症のリスクがでてきたり……と、経静脈栄養は経腸栄養と比べてバランスが悪いんです。ふだんの食事もICUでの栄養も、バランスよく摂りたいですよね。

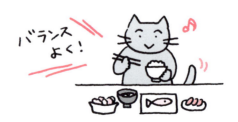

2点めは、over feeding、つまり栄養が過剰になるリスクです。ICU患者に最適な投与カロリーについては議論が続いていますが、はじめの1週間はちょっと少なめ（12〜25 kcal/kg/日）がよいという意見が主流です[1,3]。しかし、経静脈栄養では過剰栄養が発生しやすいといわれています。経腸栄養ならば過剰な分は便として排泄されますが、強制的に血管内に入れる経静脈栄養では過剰栄養になりやすいのはイメージできますよね。

もう1つのデメリットが、経静脈栄養のほうが感染面で不利[1]ということです。栄養をたくさん含んだ輸液製剤は、細菌が繁殖しやすく、カテーテル関連血流感染（CRBSI）にも注意が必要です。経静脈栄養の扱いは、とくに汚染に注意！　です。また、経静脈栄養の直接のデメリットではないですが、腸管を使わないことによって腸管の粘膜が弱ってしまい、腸内細菌が腸以外の部分で悪さをする「バクテリアルトランスロケーション」も気になります（Q35　p.213）。

リフィーディング症候群にも注意しよう

「リフィーディング症候群（refeeding syndrome）」という言葉を聞いたことがあるでしょうか？　これは、飢餓状態の患者さんに栄養を一気に与えると、ビタミンB_1が細胞内に摂り込まれ、低リン（P）血症、低カリウム（K）血症、低マグネシウム（Mg）血症などが進行し、不整脈、心不全、肺水腫などを来してときに致死的になるという病態です[1,2,5]。栄養不良の状態が続いている患者さんに栄養を再開するときは、リフィーディング症候群のリスクがあります。

リフィーディング症候群の予防は、ビタミンB_1を投与し、一気に高カロリーを投与せず、はじめは5〜10 kcal/kg/日から徐々にアップしていくことです。そしてP、K、Mgを測定することが大事です[5,6]。リフィー

ディング症候群のリスクが高そうなときは、ICU ナースからも指摘しましょう。

経静脈栄養製剤の使い分けのポイント

　現時点でさまざまな製品があるので、一例を挙げて説明します。高カロリー輸液製剤ですが、最近はいろいろな栄養素が含まれているキット製剤が便利です。糖、電解質、アミノ酸、ビタミン類が入った製剤（フルカリック®、ネオパレン®など）や、さらに微量元素も入ったエルネオパ®NFなどがあります。栄養のことだけを考えて、水分（輸液）の量が多すぎたり少なすぎたりしないようにチェックが必要です。

　不足する栄養素については、それぞれの製剤を組み合わせて使用します。たとえば、アミノ酸製剤（アミパレン®など）、ビタミン製剤（総合ビタミン製剤のマルタミン®、ビタミンB群が含まれるビタメジン®、ビタミンB_1のアリナミン®やフルスルチアミンなど）、微量元素製剤（エレメンミック®など）を患者さんや病態に合わせて使います。

　経静脈栄養が10日以上続いているときは、脂肪製剤（イントラリポス®）も上手に使用したい[1]ところです。経静脈栄養が長く続いている場合には、「脂肪製剤はどうですか？」と提案してみましょう。

　注意点ですが、脂肪製剤はゆっくり投与する必要があります。末梢静脈栄養の場合、側管から脂肪製剤を流して浸透圧を下げるのも血管痛をやわらげるのに有効ですが、輸液ラインにフィルターを使っている場合は、フィルターよりも下流（患者さん側）に接続するようにしましょう[2]。

◆ ◆

　われわれの施設では、管理栄養士や薬剤師と協力して、日々の栄養療法をしています。ICU ナースは、その患者さんが ICU に入る前の栄養摂取について患者さん本人・家族・病棟スタッフなどから情報を収集し、ICU での栄養療法を充実させていきましょう。

参考文献

1) 日本集中治療医学会重症患者の栄養管理ガイドライン作成委員会.日本版重症患者の栄養療法ガイドライン.日本集中治療医学会雑誌.23(2), 2016, 185-281.
2) 巽博臣.経腸栄養耐性の評価.日本版重症患者の栄養療法ガイドラインの謎!?.東京, 真興交易(株)医書出版部, 2021, 57-78.
3) Compher, C. et al. Guidelines for the provision of nutrition support therapy in the adult critically ill patient: The American Society for Parenteral and Enteral Nutrition. JPEN J Parenter Enteral Nutr. 46(1), 2022, 12-41.
4) Berger, MM. et al. Supplemental parenteral nutrition improves immunity with unchanged carbohydrate and protein metabolism in critically ill patients: The SPN2 randomized tracer study. Clin Nutr. 38(5), 2019, 2408-16.
5) 一般社団法人日本臨床栄養代謝学会編.日本臨床栄養代謝学会 JSPEN テキストブック.東京, 南江堂, 2021, 640 p.
6) Surveillance report 2017 – Nutrition support for adults: oral nutrition support, enteral tube feeding and parenteral nutrition (2006). London, National Institute for Health and Care Excellence (NICE), 2017, https://www.ncbi.nlm.nih.gov/books/NBK551809/(2024 年 4 月閲覧).

Q26 抗てんかん薬の使い分けについて教えてください

まずは用語の整理から！

「けいれん（convulsion）」「てんかん発作（seizure）」「てんかん（epilepsy）」の違いはわかりますか？ なんとなく、どれも手足がガクガク震えるイメージがあるのかなと思います。「けいれん」はそのイメージのとおり、代表的なのは手足などがガクガクする状態です。一方で、「てんかん発作」は、脳の障害のせいでけいれんのような筋肉の収縮や、ボーっとする、身体がぴくっとするなど多彩な症状が起きる状態です。明らかなけいれんがあれば、てんかん発作の可能性が高いです。てんかん発作を繰り返し起こす病気が「てんかん」です[1]。

簡単にまとめると、「けいれん＝筋肉の不随意な収縮」「てんかん発作＝脳の障害でけいれんを含む症状が出る状態」「てんかん＝てんかん発作が繰り返し起こる病気」です。ガクガクしている患者さんがいたら、「けいれんしています！」とコールすればOKですね。

けいれんを見たらすぐに止める！

てんかん発作は1～2分で止まることが多いですが、長く続くと薬が効きにくくなることがわかっています。けいれん発作が5分以上続く状態を「てんかん重積状態（status epilepticus）」といい、この場合すぐに治療を開始してけいれんを止める必要があります（図）。30分以上続くと後遺症が残る可能性があります。なんとしても30分以内に止めましょう。

第3段階ではほとんど全身麻酔ですね

図 てんかん重積状態の対応フローチャート（文献2より一部改変）

まずはベンゾジアゼピンと血糖値チェック！

てんかん重積状態の場合、まずはじめに使うのがベンゾジアゼピン系に分類されるジアゼパム（ホリゾン®）やミダゾラム（ドルミカム®）です。ジアゼパムのほうが少し長く効きます。どちらの薬剤も呼吸抑制が起こる可能性があるので、マスク換気ができる用意（ジャクソンリースやアンビ

ューバッグ）もあわせて用意しましょう。ICU の場合はたいてい静脈ラインがあると思いますが、ない場合やけいれんにより抜けてしまった場合は、ジアゼパム注腸やミダゾラム筋注などをすることもあります。

　また、低血糖のせいでけいれんが起きることがあります。けいれんをみたら、簡易測定キットで血糖値もチェックしましょう。

抗てんかん薬と全身麻酔

　ベンゾジアゼピンでてんかん重積状態が落ち着かないときは、いわゆる抗てんかん薬の出番です。ベンゾジアゼピンで治まった場合でも、再発予防として抗てんかん薬を使うことがあります。よく使われるのは、ホスフェニトイン（ホストイン®）やレベチラセタム（イーケプラ®）です。この2つに効果や副作用の差はないようですが[3]、いずれ内服に移行しやすく用量の調節が楽という理由で、私はレベチラセタムを使うことが多いです。

　それでもてんかん重積が落ち着かないときの最終手段は全身麻酔です。プロポフォールやミダゾラムを使用します。この場合は、気管挿管して人工呼吸が必要になります。この場合、脳波をモニタリングしながら、24～48時間ほど全身麻酔状態を維持することが多いです[4]。

非けいれん性てんかん重積！？

　非けいれん性てんかん重積（nonconvulsive status epilepticus：NCSE）とは、明らかなけいれんがないのに、脳波ではてんかんのような異常がある状態です。ICU では、意識障害や昏睡が遷延している場合などに疑う必要があります。治療はてんかん重積とおおむね同じになりますが[5]、非けいれん性てんかん重積は疑って脳波をとらないとわからないというのがポイントです。低活動型せん妄と判断がむずかしいこともあり、やはり持続

的に脳波をとる必要があります。

　けいれんを見たときは、どのように発生したかも大事な情報になります。「右目のぴくつきから始まって、30秒くらいで上半身、下半身にけいれんが広がっていった」のような情報も大事ですので、けいれんをみつけたときはどのように発生したかの観察と記録もよろしくお願いします。

参考文献

1) 「てんかん診療ガイドライン」作成委員会編．てんかん診療ガイドライン2018．日本神経学会監．東京，医学書院，2018，240p，（日本神経学会監修ガイドラインシリーズ）．
2) 日本神経学会．"けいれん性てんかん重積状態に使う薬剤はなにか"．てんかん診療ガイドライン2018 追補版2022．https://www.neurology-jp.org/guidelinem/epgl/tenkan_2018_tuiho_ver2022_cq8-2.pdf（2024年4月閲覧）．
3) Kapur, J. et al. Randomized Trial of Three Anticonvulsant Medications for Status Epilepticus. N Engl J Med. 381（22），2019，2103-13．
4) 日本集中治療医学会教育委員会編．"てんかん発作・てんかん重積状態の管理"．日本集中治療医学会専門医テキスト．第3版．東京，真興交易（株）医書出版部，2019，395-407．
5) Lee, SK. Diagnosis and Treatment of Status Epilepticus. J Epilepsy Res. 10（2），2020，45-54．

Q27 ノルアドレナリンとバソプレシンの使い分けについて教えてください

ノルアドレナリンとバソプレシン（ピトレシン®）、ICUにおいてはどちらも血圧を上げる薬として使用されることが多いかと思います。この2つはどちらも血管収縮作用があり、血圧を上げるようにはたらきます。これらの薬剤が必要となるのは、重度の低血圧、ICUの場合、とくに敗血症性ショックの場合が多いかと思いますので、敗血症性ショックの初期対応について解説しているQ20もあわせて参照してくださいね（Q20 ☞ p.123）。

それぞれの薬理作用は？

ノルアドレナリンは、アドレナリン受容体の$α_1$（と$β_1$）に作用します。$α_1$受容体は血管に、$β_1$受容体は心臓に多く存在します。これらの受容体にノルアドレナリンが作用することで血管が収縮し、心臓の収縮も強くなることで血圧が上昇します。

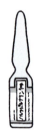

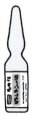

バソプレシンは、またの名を抗利尿ホルモン（antidiuretic hormone：ADH）といい、その名前のとおり腎臓で水の再吸収を増やすことで、尿量を減らして水分を血液に戻す作用をもっています。さらにバソプレシンは強力な血管収縮作用があり、末梢の細い動脈を収縮させることで血圧が上昇します[1]。

血管抵抗が下がっているときにどちらも使用する！

　Q13（ p.74）で解説したように、血圧は心拍出量と血管抵抗で決まります。つまり、心拍出量が低下しても、血管抵抗が低下しても血圧は下がってしまいます。ノルアドレナリンやバソプレシンはどちらも血管収縮作用があるので、とくに血管抵抗が低いせいで血圧が下がっている場合に使用することになります。血管抵抗が下がる具体的な例としては、敗血症性ショック、神経原性ショック（たとえば脊髄損傷など）、アナフィラキシーショック、鎮静／鎮痛薬・区域麻酔・入眠などによって交感神経が抑制される状況などが挙げられます。

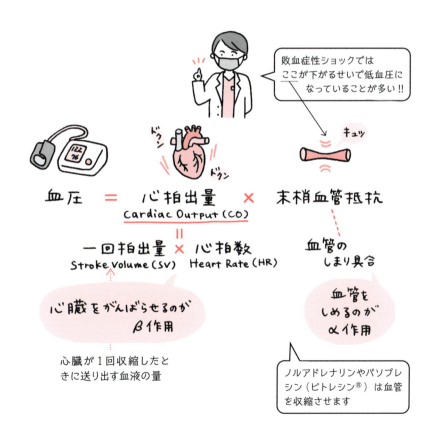

また、出血が多くて血管内のボリュームが少なくなっているときでも、輸液や輸血の投与が出血に追いつくまでにノルアドレナリンを使用し、血管抵抗を上昇させてなんとか血圧を維持するといった状況もありえます。

敗血症性ショックのときの具体的な使い分け

さて、敗血症性ショックの症例における一般的な治療戦略を概説します。まずは血管収縮薬としてノルアドレナリンを第1選択とします[2]。中心静脈ライン（CVC）がなければ、末梢静脈ラインからノルアドレナリンの投与を開始しても構いません。平均血圧65 mmHg以上を保てるように輸液とノルアドレナリンを開始しつつ、同時に動脈ライン（Aライン）も確保します。血液培養を提出していなければ、このころに血液を採取して提出します。動脈血中の乳酸値（lactate）も同時にチェックし、抗菌薬の投与も行います。ノルアドレナリンのような血管収縮薬がしばらく必要そうな場合は、中心静脈ラインも確保します。このフェーズでは、ICUナースは多くの薬剤の準備や記録業務でかなり忙しくなるかと思いますが、一般的な流れを把握し次の行動を意識しつつ動きましょう。

さて、この時点でノルアドレナリンをある程度（0.25〜0.5 μg/kg/分くらい）まで増量しても平均血圧65 mmHgが達成できない場合、ここで第2選択としてバソプレシンの追加を考慮します[2〜4]。具体的なバソプレシンの量としては、0.01〜0.03 U/分（およそ1〜2 U/時）くらいから開始します。また、経胸壁心エコーなどを行い心機能の低下があると判断すれば、ドブタミンの併用やアドレナリンへの変更を考慮することになります。敗血症の場合は、しばしば心機能が低下することが知られています。

ここで紹介した経過は一例なので、この順番と違うことも多々あるかと思いますが、現時点では1stがノルアドレナリン、2ndがバソプレシンというのが一般的と覚えておくとよいでしょう。

血圧が回復してきたらどちらから減量する？

　敗血症性ショックから回復してきたら、投与していた血管収縮薬を減量していくことになりますが、このときノルアドレナリンとバソプレシン、どちらから減量していけばよいか？　という疑問がでてきます。

　敗血症性ショックについて、このテーマを調べた研究はいくつかあります。それら複数の研究結果を統合して解析した研究（こういう研究を「メタアナリシス」といいます）では、バソプレシンを先に減量すると低血圧が発生しやすいことがわかりました[5]。どちらを先に減らしても死亡率は変わらなかったようですが、この結果からはノルアドレナリンを優先的に減量したほうがよさそうです。ちなみにバソプレシンを減量していく際は、少しずつ減らしていってもいきなり中止しても、ICU退室までの日数に差はないという研究もあります[6]。そういわれると、敗血症から回復していくときはどんどんよくなっていくケースも多い気がしますよね。

　回復していくフェーズでも、患者さんの状態はダイナミックに変わっていくので、適切なモニタリングを行うことはもちろんですが、ICUナースはその時点の患者さんの状態だけでなく、「1時間前と比べてどうか？」という視点を忘れずに看護にあたることが重要だと思います。

参考文献

1) John EH. "循環性ショックとその治療". ガイトン生理学. 原著第13版. 石川義弘ほか監訳. シンガポール, EISEVIER, 2018, 262-72.
2) Evans, L. et al. Surviving sepsis campaign：international guidelines for management of sepsis and septic shock 2021. Intensive Care Med. 47 (11), 2021, 1181-247.
3) Gordon, AC. et al. Effect of Early Vasopressin vs Norepinephrine on Kidney Failure in Patients With Septic Shock：The VANISH Randomized Clinical Trial. JAMA. 316 (5), 2016, 509-18.
4) 日本版敗血症診療ガイドライン2024 特別委員会. 日本版敗血症診療ガイドライン2024 (J-SSCG2024). https://www.jaam.jp/info/2024/info-20240415.html (2024.7.24 閲覧)
5) Wu, Z. et al. Norepinephrine vs Vasopressin: Which Vasopressor Should Be Discontinued First in Septic Shock? A Meta-Analysis. Shock. 53 (1), 2020, 50-7.
6) Lam, SW. et al. Abrupt Discontinuation Versus Down-Titration of Vasopressin in Patients Recovering from Septic Shock. Shock. 55 (2), 2021, 210-14.

Q28 抗菌薬はどのように選択していますか？バンコマイシンはどんなときに使いますか？

抗菌薬は ICU でも頼れる武器！

　感染症は ICU においてもやっかいな敵です。明らかな感染源がわかれば外科的に切除やドレナージをしたり、感染が疑われるカテーテルを抜去したりといった感染源の除去が大事ですが、それに加えて抗菌薬が感染症に対抗する強力な武器になります。抗菌薬が細菌（もしくはウイルスや真菌など）を殺したり増殖を止めたりすることで、体内の免疫が細菌を排除するのを助けます。海外の敗血症のガイドラインでは、敗血症が強く疑われる場合には1時間以内に抗菌薬を投与することが推奨されている[1]ほど、感染症治療における抗菌薬は重要な存在です。

培養検査と「広い」抗菌薬

　では、たくさんある抗菌薬からどうやって選択しているの？　という話になりますよね。抗菌薬を選ぶ際には、「感染している臓器」と「原因となっている微生物」を意識しています。数ある抗菌薬それぞれに、抗菌薬が届きやすい部位（臓器）や、効果を発揮できる微生物（細菌）の種類が決まっています[2]。

　とはいえ、これは感染症っぽいな……と思っても、はじめの段階では、感染している臓器や原因菌が判明していないことのほうが多いです。そこで、患者さんの症状や年齢、基礎疾患、院内発症なのか市中で発症なのか、などから、可能性が高い感染臓器や原因微生物を推定します。ナースから

代表的な細菌と抗菌薬のスペクトラム （文献8を参考に作成）

（○は効果あり）

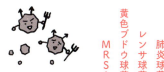

	MRSA	黄色ブドウ球菌	レンサ球菌	肺炎球菌	腸球菌	リステリア	インフルエンザ菌	モラキセラ	髄膜炎菌	大腸菌	クレブシエラ	プロテウス	エンテロバクター	セラチア	シトロバクター	アシネトバクター	緑膿菌	バクテロイデス
セファゾリン（CEZ）		○	○							○	○	○						
バンコマイシン（VCM）	○	○	○	○	○	○												
メロペネム（MEPM）（メロペン®）		○	○				○	○	○	○	○	○	○	○	○	○	○	○
ピペラシリン・タゾバクタム（TAZ/PIPC）（ゾシン®、タゾピペ®）		○	○	○	○		○	○	○	○	○	○	○	○	○	○	○	○

の「汚い痰がかなり多いです」「右季肋部を痛がります」といった情報も、とても大事です。そして、はじめの段階では、ある程度さまざまな細菌に効果がある抗菌薬を選択します。この、「ある程度さまざまな細菌に効果がある抗菌薬」のことを「広域スペクトラムの抗菌薬」といいます。ICUでよくみる広域スペクトラムの抗菌薬の代表が、メロペネム（メロペン®）、タゾバクタム・ピペラシリン（ゾシン®）などです。「強い」抗菌薬というより、「広い」抗菌薬というところがポイントです。

　このとき忘れてはならないのが、「原因微生物がなにか」です。原因となっている細菌がわかって、その細菌によく効く抗菌薬を使うのがセオリーです。そのためには、培養検査が超重要になります。抗菌薬が入ってから培養検査を提出しても、すでに原因となっている細菌が検出されないかもしれません。そのため、培養検査を提出してから広域スペクトラムの抗菌薬をはじめ、培養検査の結果を確認して最適な抗菌薬に移行する、というのが理想です。ここでいう培養検査とは、血液培養2セット、そして痰と尿の培養が基本です。ICUナースも抗菌薬投与前の培養検査の重要性をしっかり意識しておきましょう。

抗菌薬はいつまで投与するの？

　抗菌薬をいつ終わるかはむずかしい問題です。最近は、抗菌薬の投与期間は従来よりも短めでいいんじゃないの？　という考えかたが主流になってきています。手術部位感染（surgical site infection：SSI）予防のための抗菌薬は手術中のみ、長くても術後48時間以内には終了します[3]。

　抗菌薬による治療期間は、7〜14日間くらいが一般的です。もちろん、感染症の種類や臨床経過によって、これより長くなったり短くなったりします。敗血症の場合、プロカルシトニンというホルモンの値が下がってきて、臨床的にも状態が改善していたら抗菌薬を中止できる[2,4]といわれており、私も抗菌薬を終了する目安として、プロカルシトニンの値にも注目しています。

耐性菌も意識しよう

　やっかいなのが耐性菌の存在です。耐性菌とは、通常効くはずの抗菌薬が効かなくなった細菌のことです。耐性菌の代表がMRSAですね。MRSA（methicillin-resistant *Staphylococcus aureus*：メチシリン耐性黄色ブドウ球菌）は、これまで効いていたβラクタム系の抗菌薬が効かなくなった黄色ブドウ球菌で、ICUでもたびたび問題になります。最近は、院内に抗菌薬適正使用支援チームがあるところも多いと思いますので、耐性菌やふだんあまりみない感染症が発生したときは、このような専門チームにコンサルトしながら治療を進めることが多いです。

　このMRSAに効果があるのがバンコマイシンです。培養検査でMRSAが判明した場合には、バンコマイシンのような抗MRSA薬が使われます。また、重症感染症でMRSAリスクが高い場合（過去にMRSAがわかっている、最近入院して抗菌薬治療を受けた、透析中、デバイスが入っている

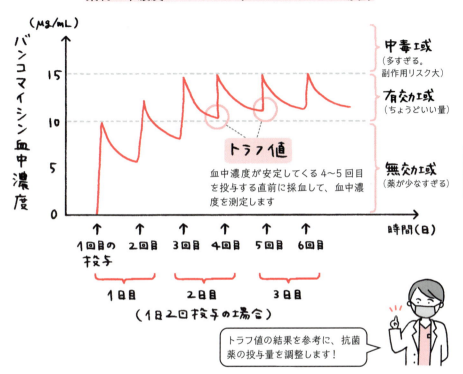

など）には、培養検査の結果が出る前であっても、バンコマイシンなどの抗MRSA薬を使うことがあります[1]。

ICUナースがバンコマイシンについて知っておいたほうがよいことを3つ挙げておきます。

①バンコマイシンは1時間以上かけてゆっくり投与しないと全身が真っ赤になるようなアレルギー様の症状が出ることがあります。

②効果的な投与量になっているかの確認、そして過量による副作用（腎障害など）を予防するために、ときどき血液検査でバンコマイシンの濃度測定をして投与量を調整します（Therapeutic Drug Monitoring：TDM／「薬物血中濃度モニタリング」といいます）。

③クロストリジウム・ディフィシル感染症に対してバンコマイシン内服をすることがあります。

ICUならではの感染症に注意！

　ICUでは、Q8（ p.47）で紹介した人工呼吸器関連肺炎（ventilator-associated pneumonia：VAP）をはじめとした、デバイスに関連したさまざまな感染症が問題になりやすいです。具体的には、中心静脈カテーテルや動脈ラインに関連したカテーテル関連血流感染症（catheter-related blood stream infection：CRBSI）やカテーテル関連尿路感染症（catheter-associated urinary tract infection：CAUTI）が代表的です。どちらも、挿入するときに最大限「きれいに」挿入する、そして不要なデバイスはすぐに抜去するのが大事です。毎日、「このデバイスは必要だろうか？」を検討しましょう。

　もう1つ、ICUで注意が必要な感染症がクロストリジウム・ディフィシル感染症（*Clostridium difficile* infection：CDI／Q39 p.231）です。CDIは、広域スペクトラムの抗菌薬などによって腸内の細菌叢が変化し、クロストリジウム・ディフィシルという細菌が毒素を発生させることで、下痢や腸閉塞を起こします（抗菌薬と関連しないCDIもありますけどね）。頻回の下痢がある場合には、CDIの可能性も考える必要性がでてくるので、担当医と共有するようにしましょう。ちなみに、CDIは2016年にクロストリディオイデス・ディフィシル感染症と名前が変わりましたが、細菌自体が変わったわけではないので、そんなに気にしなくてよいと思います。CDIの治療としては、バンコマイシン、フィダキソマイシン（ダフクリア®）、メトロニダゾール（フラジール®）いずれかの内服が行われます[6]。

◆　◆

　感染症と抗菌薬は、ICUにおいてとっても大事な分野なので、少し長くなってしまいましたが、ポイントを理解できたでしょうか。抗菌薬を投与するときは、「おまえたち、細菌を総攻撃してこい！」という思いでつないでみてくださいね（冗談です）。そして、感染対策にはICUナースの標準予防策(スタンダード・プリコーション)と手指衛生の徹底もとても大事です。基本ですけどお忘れなく。

参考文献

1) Evans, L. et al. Surviving sepsis campaign: international guidelines for management of sepsis and septic shock 2021. Intensive Care Med. 47 (11), 2021, 1181-247.
2) 日本版敗血症診療ガイドライン2024特別委員会. 日本版敗血症診療ガイドライン2024 (J-SSCG2024), https://www.jaam.jp/info/2024/info-20240415.html (2024.7.24閲覧).
3) 日本化学療法学会ほか. 術後感染予防抗菌薬適正使用のための実践ガイドライン. 2016, https://www.chemotherapy.or.jp/uploads/files/guideline/jyutsugo_shiyou_jissen.pdf (2024年4月閲覧).
4) Iankova, I. et al. Efficacy and Safety of Procalcitonin Guidance in Patients With Suspected or Confirmed Sepsis : A Systematic Review and Meta-Analysis. Crit Care Med. 46 (5), 2018, 691-8.
5) 日本集中治療医学会教育委員会編. "基礎". 日本集中治療医学会専門医テキスト. 第3版. 東京, 真興交易(株)医書出版部, 2019, 620-32.
6) 日本集中治療医学会教育委員会編. "院内感染". 日本集中治療医学会専門医テキスト. 第3版. 東京, 真興交易(株)医書出版部, 2019, 649-70.
7) 岩田健太郎. 抗菌薬の考え方、使い方 ver.4：魔弾よ、ふたたび…. 東京, 中外医学社, 2018, 562p.
8) 山口浩樹. まとめ抗菌薬：表とリストで一覧・比較できる、特徴と使い方. 東京, 羊土社, 2024, 302p.

Q29 ステロイドはどんな効果がありますか？

強力な抗炎症作用

　コルチゾールやアルドステロンといったホルモンの名前を聞いたことありますよね？　これらは副腎皮質で分泌されるステロイドホルモンの仲間です。ステロイドホルモンは体内で重要なはたらきをしており、薬剤として使用されることもあります。それがいわゆる「ステロイド」です。

　ステロイドは、糖質コルチコイド（グルコ）作用と鉱質コルチコイド（ミネラル）作用をもっています。糖質コルチコイド作用のメインは、強力な抗炎症作用であり、別のとらえかたをすれば免疫抑制作用ともいえます。また、代謝を促進する作用があります。ICUで扱う患者さんのほとんど（全員かもしれません）がなんらかの炎症をもっていますから、ICUにおけるさまざまな疾患や場面でステロイドが大活躍するのは納得ですね。

　一方で、鉱質コルチコイド作用とは、腎臓でのNa$^+$や水の再吸収を促進する（Na$^+$や水を尿として排泄しないようにする）ので、循環血液量が増えて血圧が上昇する方向にはたらきます。鉱質コルチコイド作用があると血圧が上がったり、浮腫みやすかったりする特徴があります（ 表 ）。

表 各ステロイドの糖質 / 鉱質コルチコイド作用（文献1を参考に作成）

ステロイド	糖質コルチコイド作用	鉱質コルチコイド作用	効果時間（時間）	特徴
ヒドロコルチゾン（ソル・コーテフ®、ハイドロコートン®）	1	1	8～12	鉱質コルチコイド作用が比較的あるので、ショックに対して使われる
プレドニゾロン（プレドニン®）	4	0.8	12～36	糖質コルチコイド作用（抗炎症作用）がメイン
メチルプレドニゾロン（ソル・メドロール®）	5	ほぼない	12～36	ステロイドパルス療法によく使われる
デキサメタゾン（デカドロン®、デキサート®）	30	ほぼない	36～72	抗炎症作用がメイン。水分の貯留が望ましくないときにも使用できる
ベタメタゾン（リンデロン®）	30	ほぼない	36～72	デキサメタゾンと同様

ICUならではのステロイド

　各診療科でさまざまな疾患に対して使われるステロイドですが、ICUならではのステロイドの使い方について、ポイントを確認していきましょう。

　頻度がわりと高いのは、敗血症性ショック（Q20 ☞ p.123）です。敗血症性ショックでは、高用量のノルアドレナリンやアドレナリンを開始してから4時間たっても低血圧が続くときは、ヒドロコルチゾン200 mg/日の持続もしくは6時間ごとの分割投与が提案されています[2]。われわれの施設では、分割投与する手間も考慮して24時間持続投与をすることが多いです。血圧上昇などの鉱質コルチコイド作用も期待しているというわけですね。

　またARDS（Q8 ☞ p.47）では、低用量のステロイドを投与することが強く推奨されています[3]。よく使われるのはメチルプレドニゾロン1～

2 mg/kg/日です。ARDS は肺を中心に強い炎症が起きている状態なので、それを抑えるのにステロイドがよいというわけです。これと似ていますが、ICU 管理となるような重症の市中肺炎でも、ヒドロコルチゾン 200 mg/日を 4〜7 日間投与すると死亡率が下がることが報告されました[4]。

　ICU では、抜管後の気道・喉頭浮腫の予防としても、ステロイドが使われることがあります[5]。ステロイドの投与量やタイミングはさまざまですが、たとえば抜管予定の 12 時間前からメチルプレドニゾロン 20 mg を 4 時間おきに 4 回投与する方法[6]などがあります。また、術後に悪心や嘔吐が発生した場合、ほかの制吐薬に追加してデキサメタゾンを使うのもある程度有効ですが[7]、日本では適応外使用になります。そのほかにも、さまざまな疾患に対して抗炎症作用や免疫抑制を期待して、高用量のステロイド（メチルプレドニゾロンなど）を数日間投与するステロイドパルス療法が行われます。

　ICU でステロイドを使う場合は、使用する量が毎日変わることも多いので、薬剤の投与ミスが起きないように注意する必要があります。

ステロイドの副作用対策

　ステロイドは強力な抗炎症作用がある一方で、さまざまな副作用の可能性もある「諸刃の剣」な薬剤です。比較的早期に起きる副作用としては、血糖値の上昇と精神作用（不眠、うつ、せん妄）があります。また、ステロイドは消化性潰瘍のリスクも上げます。もともと ICU ではストレス潰瘍のリスクとなる絶食、人工呼吸管理、急性腎障害、敗血症やショックなどがある患者さんが多いので、いくつかのストレス潰瘍リスクが重なる場合には、ストレス潰瘍予防を考える必要があります[8]。胃管からの排液や便が血性になってこないかにも注意しましょう。

また、ステロイドによる免疫抑制は、感染しやすくなる状態になってしまうともいえます。ある程度の量のステロイドを数週間以上、使用する場合、ニューモシスチス肺炎など普通の人はかからない感染症（日和見感染）の予防が必要になってきます。感染しやすくなるということは、やはりICUナースをはじめスタッフの手指衛生の徹底も大事ということですね。より長期的な副作用（骨粗鬆症、白内障、緑内障など）もいろいろありますが、ICU管理のフェーズではなくなることが多いので、ここでは割愛します。

参考文献

1) Liu, D. et al. A practical guide to the monitoring and management of the complications of systemic corticosteroid therapy. Allergy Asthma Clin Immunol. 9 (1), 2013, 30.
2) Evans, L. et al. Surviving sepsis campaign : international guidelines for management of sepsis and septic shock 2021. Intensive Care Med. 47 (11), 2021, 1181-247.
3) 日本集中治療医学会ほか. ARDS診療ガイドライン2021. 日集中医誌. 29, 2022, 295-332. https://www.jsicm.org/publication/pdf/220728JSICM_ihardsg.pdf（2024年4月閲覧）.
4) Dequin, PF. et al. Hydrocortisone in Severe Community-Acquired Pneumonia. N Engl J Med. 388 (21), 2023, 1931-41.
5) Kuriyama, A. et al. Prophylactic Corticosteroids for Prevention of Postextubation Stridor and Reintubation in Adults : A Systematic Review and Meta-analysis. Chest. 151 (5), 2017, 1002-10.
6) François, B. et al. 12-h pretreatment with methylprednisolone versus placebo for prevention of postextubation laryngeal oedema : a randomised double-blind trial. Lancet. 369 (9567), 2007, 1083-9.
7) Gan, TJ. et al. Rescue Treatment of Postoperative Nausea and Vomiting : A Systematic Review of Current Clinical Evidence. Anesth Analg. 135 (5), 2022, 986-1000.
8) Ye, Z. et al. Gastrointestinal bleeding prophylaxis for critically ill patients : a clinical practice guideline. BMJ. 368, 2020, l6722.

Column 04

オーバーラップスイッチ法って必要なの？

　これは、循環作動薬を使用しているときのシリンジ交換のしかたについての疑問ですね。オーバーラップスイッチというのは、旧シリンジがなくなりそうになったときに、新シリンジを別のシリンジポンプにセットして、すこしの間、2台同時に薬剤を投与することで少しでも循環変動を予防しようというやりかたです。これは本当に必要なのか？　という臨床の現場にマッチしたナイスな疑問ですね。

　さてシリンジ交換といっても、とくに血圧を上げる薬、もっというとノルアドレナリンを使用しているときのパターンが多いかと思います。この疑問を調べた研究は20年以上前のものから最近のものまで複数ありますが、フランスのICUで比較的最近行われた研究の結果[1]を紹介します。というのも、シリンジポンプの性能も年々よくなってきていますので、古い研究は現代のICUではあまり参考にならない可能性があるからです。

　この研究では、286人の患者さんを、①さっとシリンジを切り替える群、②ポンプを2台使って交換する群（少しの間シリンジポンプ2台で薬剤を投与する時間がある、いわゆるオーバーラップスイッチ法）、③自動引き継ぎ機能があるポンプを使う群の3つに分けて、シリンジ交換中の血圧の変動する（平均血圧が15 mmHg以上あがるもしくは下がる）割合を調べています。ちなみにこの研究では、シリンジ交換時のノルアドレナリンは0.7〜1.1 μg/kg/分とめちゃくちゃ多い量が使われている状況で行われました。

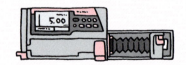

結果としては、平均血圧が 15 mmHg より下がるのは 3 つの群ともすべて 14〜18％程度で差がなく、一方で血圧の上昇は②のオーバーラップスイッチ群で最多になることが示されました。この研究の結論は、さっとシリンジを切り替えるのがよいのではとなっています。

　ここで補足です。①のさっとシリンジを交換する具体的な方法は、旧シリンジがなくなる前に、別のシリンジポンプに新シリンジを取り付け同じ速度で流します。新シリンジのはじめの 1 滴が滴下したら旧シリンジを止め、新シリンジを接続して開始しています。こういった状況ではたいていの場合 A ラインで血圧をモニタリングしているでしょうから、変化がないかを観察しながらシリンジ交換を行うのが重要です。

　というわけで、この疑問に関する回答は、「オーバーラップスイッチ法は血圧が上昇しやすいため、行わないほうがよい」となり、ここで紹介した方法でさっとシリンジを切り替える方法がよいのではないでしょうか。重症患者の麻酔中にもノルアドレナリンのシリンジ交換が必要となる場面がありますが、私はこの「さっと交換する」方法で交換しています（オーバーラップ法は手間もかかりますし……）。

参考文献

1) Poiroux, L. et al. Minimising haemodynamic lability during changeover of syringes infusing norepinephrine in adult critical care patients : a multicentre randomised controlled trial. Br J Anaesth. 125（4）, 2020, 622-8.

Column 05

小児の持続投与は、薬液の濃度 or 流量、どちらで調整？

みなさんの施設の ICU に、小児の患者さんが入ることはありますか？小児では体格に合わせて、薬剤の投与量も調整する必要があります。しかし、小児の麻酔では薬剤の投与ミスが起きやすく[1]、とくに薬剤を希釈する際のミスが起きやすいといわれています[2]。これは小児を扱う ICU でも同じことがいえるでしょう。

小児に、シリンジポンプを用いて薬剤を投与するケースを考えてみましょう。薬剤の投与方法は、大きく2つあります。1つめは、小児の体重に合わせて薬液を準備する方法（濃度で調整）です。たとえば、「1 mL/ 時で流すとドブタミンが 5 μg/kg/ 分になる」のように、薬液をつくる段階できりがよくなるように調整します。2つめは、薬液のつくりかたは固定し、流量を体重に合わせて調整する方法（流量で調整）です。たとえば、薬液は成人の場合と同じようにつくり、体格に応じて流量（mL/ 時）を設定します。みなさんの施設ではどちらの投与方法でしょうか？

体重が 5kg の小児にドブタミン 5 μg/kg/ 分投与したい

体重にあわせて薬液を準備の例
（濃度で調整）

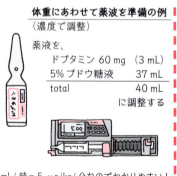

薬液を、
　ドブタミン 60 mg　（3 mL）
　5% ブドウ糖液　　37 mL
　total　　　　　　40 mL
　　　　　　に調整する

1 mL/ 時＝ 5 μg/kg/ 分なのでわかりやすい！
（が、薬液の準備や計算でミスが起きやすい）

薬液の作り方は固定する場合の例
（流量で調整）

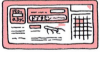

ドブタミン 150 mg/50 mL になっているプレフィルド製剤を使用する

⇒ドブタミン 5 μg/kg/ 分は、
　体重 50 kg の場合は 5 mL/ 時
　体重 5 kg の場合は 0.5 mL/ 時　　1/10 なので

流量のキリが悪くなるが、薬液の準備はシンプル！

どちらの方法も、メリット／デメリットがあります[3]。「濃度で調整」する場合、一度薬液をつくってしまえば投与量の調整がラクですし、パッと見て今使用している量がわかりやすいのがメリットです。一方で、患者さんごとに薬液の組成が変わるので、薬液の準備が複雑になりミスが起きやすくなります。また、薬液をつくる段階でミスがあっても、投与する段階ではそのミスに気がつきにくいというのがピットフォールです。つまり、ICUナースがもっとも注意しなくてはいけないのは、薬液を準備する段階になります。

　「流量で調整」する場合、薬液の準備は比較的ラクになるので、準備段階のミスは起きにくいです。プレフィルドシリンジのように、あらかじめシリンジに薬液が準備されているものを使えば、準備はよりラクでミスも起きません。ただし、流量が 0.68 mL/ 時のようにきりが悪くなる場合も多くなります。そのため、今投与されている薬剤の量がふだんより多いのか少ないのかがわかりにくいというデメリットがあります。つまり、ICUナースがもっとも注意しなくてはいけないのは、シリンジポンプを操作し流量を設定するときです。

　<u>どちらの投与方法を採用しているかにかかわらず、それぞれの投与方法のメリットとデメリットを理解しておくことが、小児における薬剤投与ミスを防ぐことにつながります。</u>小児患者があまり入らない施設のナースは、とくに気をつけましょう！

参考文献

1) Anderson, BJ. Drug error in paediatric anaesthesia : current status and where to go now. Curr Opin Anaesthesiol. 31 (3), 2018, 333-41.
2) Gariel, C. et al. Incidence, characteristics, and predictive factors for medication errors in paediatric anaesthesia : a prospective incident monitoring study. Br J Anaesth. 120 (3), 2018, 563-70.
3) Yoshida, K. et al. Pitfalls of continuous drug administration methods in pediatric anesthesia to reduce medication errors. JA Clin Rep. 9 (1), 2023, 90.

第5章

デキる
ICUナースに
なるために

Q30 発熱時の対応について、クーリングのみにするか発熱時指示の解熱薬を使ったほうがよいのか迷います

発熱の原因は、感染だけではない！

　ICU にいる患者さんの発熱って、あるあるですよね。発熱の原因としてまず思い浮かべるのは感染症ですが、そのほかにも炎症、手術、輸血、薬剤の影響による発熱や、発熱の原因がよくわからないケースもよくあります。術後に ICU に入室する患者さんも多いと思いますが、手術のストレスにより、術後 12 時間くらいをピークに体温が 1.4℃上昇するという報告があります[1]。とにかく、発熱＝感染ではないので、感染以外の原因がないかも考える必要があります。

　さて、患者さんが発熱していた場合、ICU に限らず一般病棟でも「発熱時はアセトアミノフェン 500 mg 内服」といった指示が医師から出ていることも多いと思いますが、冷風や氷のうを用いたクーリングをするか、発熱時の指示にある解熱薬（たいていアセトアミノフェンですね）を使うのか、どちらがよいのでしょうか。37℃台でも熱が出るとつらいですから、なるべく熱を下げたほうがいい気がしますけど……どうなんでしょう。

ICU で行われた研究は……？

　今回の疑問を考えるにあたり、ある臨床研究を紹介します。ICU で感染が疑われて体温が 38℃を超えた人に、アセトアミノフェン 1g（アセリオ® 100 mL のイメージです）を 6 時間おき、もしくは 5%ブドウ糖液 100 mL を 6 時間おきに投与するグループにランダムに振り分けて比較す

る研究[2]が行われました。どちらの薬剤のグループかわからないよう、薬剤の見分けはつかないようになっています。この研究の結果は、ICU在室日数や死亡率に差がありませんでした。これをどう解釈するかですが、発熱した場合に解熱薬をルーチンで使って熱を下げればいいわけではないといえると思います。

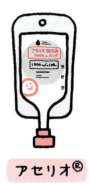

アセトアミノフェンを使った場合のデメリットとして、たとえば、アセリオ®を使用した後に血圧が下がる場合をしばしば経験します。アセトアミノフェンは、適切な量で使えば副作用は起きにくい薬剤ですが、less is more、つまり必要がないのに薬剤を使用するのは避けたほうがよいでしょう。結局、「体温が○℃を超えたらアセトアミノフェンを投与する」といったルーチンではなく、患者さんそれぞれの状況やタイミングなどを考慮して、薬剤による解熱をするかをそのつど決めるのが理想的です。

クーリング時の注意点

たとえば、呼吸や循環に余裕がない場合、発熱のせいで代謝が亢進すると酸素消費量が増えますから、体温を下げるのが有効です。しかし、寒さに対する反応（シバリング・立毛筋の収縮など）が起きてしまうと、かえって酸素消費量が増えてしまう可能性があります。この寒さに対する反応はクーリングをしているときに起きやすく[3]、この反応を予防するには鎮静をしながらクーリングをするのが有効です[4]。

また、クーリングでは皮膚表面は冷えても中枢温はあまり下がらず、しかも不快感は強くなるようです[3]。というわけで、薬剤を使って積極的に解熱をしても予後が変わらなくて、クーリングしてもかえって酸素消費量

が増えてしまう可能性があるということで、私は患者さんが熱でつらいか（つらそうか）などをふまえて、解熱薬を使用するかクーリングをするかを判断するのがいいのかなと思っています。ちなみに、最新の敗血症のガイドライン[5]でも、「発熱を伴う敗血症に対して、解熱療法を行わないことを弱く推奨する」と、ルーチンの解熱療法はやはりおすすめしていません。

参考文献

1) Frank, SM, et al. Elevated thermostatic setpoint in postoperative patients. Anesthesiology, 93(6), 2000, 1426-31.
2) Young, P, et al. Acetaminophen for Fever in Critically Ill Patients with Suspected Infection. N Engl J Med. 373(23), 2015, 2215-24.
3) Lenhardt, R, et al. The effects of physical treatment on induced fever in humans. Am J Med. 106(5), 1999, 550-5.
4) 江木盛時. 体温測定・クーリング ルーチンの解熱療法は有効か. INTENSIVIST. 6(2), 2014, 193-7.
5) 日本版敗血症診療ガイドライン2024特別委員会. 日本版敗血症診療ガイドライン2024（J-SSCG2024），https://www.jaam.jp/info/2024/info-20240415.html（2024.7.24閲覧）

Q31 患者さんが眠れないときの対応はどうすればいいですか？

　ICU にいる患者さんが眠れない（寝てくれない）って、あるあるの切実な問題ですよね。ここでは、せん妄や睡眠障害についてもまとめている『PADIS ガイドライン[1]』のポイントをまとめつつ、いくつかの研究を紹介したいと思います。

ICU での睡眠障害の原因はさまざま

　ICU の患者さんの睡眠障害の特徴は、1 日のトータルの睡眠時間が正常な一方で、睡眠が途切れがちで、深い睡眠が少なく、日中に寝ている割合が多いことです[1]。それでは、この睡眠障害の原因はなんでしょうか？　まず解決できそうなところは、痛みです。手術の痛み、気管チューブの苦痛、外傷や熱傷などなど、ICU 患者が痛みを感じやすい状況は想像できるでしょう。これは適切な鎮痛で対策すべきところです。Q24（☞ p.149）で解説したように、スケールを用いて痛みを評価し対応することが、睡眠障害の対応にもなります。ここでも ABCDEF バンドル（column03 ☞ p.140）ですね。

　ICU の環境も睡眠障害に影響します。みなさんが、「今夜は ICU のベッドで寝てください」と言われたらぐっすり眠れるでしょうか？　静かな自宅のベッドで寝たいですよね。ケアに関連する睡眠の中断、不安や恐怖などの心理的因子、酸素マスクや気管チューブの不快感なども睡眠障害に影響します。

不眠のタイプ

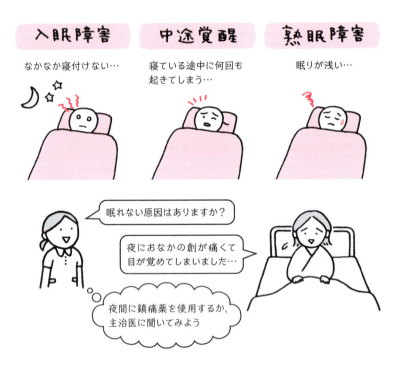

睡眠障害に鎮静薬を使うのはどうか？

現時点で、ICU での睡眠障害に推奨されている薬剤はありません[1]。たとえば鎮静薬として利用されているプロポフォールですが、人工呼吸器を使用している ICU 患者にプロポフォールを使用したところ、睡眠の質がかえって悪くなったという研究[2]があります。

また、ICU でのせん妄に有利という報告が多いデクスメデトミジン（プレセデックス®）ですが、夜間だけ使用した場合、せん妄は減りましたが患者さん自身の睡眠評価は変わらなかったという研究があります[3]。ミダゾラム（ドルミカム®）などのベンゾジアゼピン系の薬剤はせん妄に不利[1]なので、やはり睡眠障害に対して使う理由はないといえます。

　まとめると、睡眠障害のために鎮静薬を使うならばデクスメデトミジンですが、積極的に使う推奨はないという感じです。ICU を退室してから病棟でずっとデクスメデトミジンを使うわけにもいかないですしね。

睡眠薬（眠剤）の使用は？

　いわゆる睡眠薬も、ICU で使用が推奨されているものはありません。ベンゾジアゼピン系の睡眠薬を積極的に使う理由はやはりないでしょう。また、名前に Z がつくので Z-drug とよばれるゾルピデム（マイスリー®）、ゾピクロン（アモバン®）、エスゾピクロン（ルネスタ®）などは、寝つきをよくする睡眠導入薬としてたくさん使われています。しかし、Z-drug が ICU 患者に有利という研究はほとんどなく、ICU で積極的に使うのがよいかは不明です（本稿執筆時点の 2024 年 3 月では、医学論文検索サイト PubMed で ICU における Z-drug についての研究はみつけられませんでした）。個人的には、深い睡眠が減りがちな ICU の睡眠障害には、Z-drug のような睡眠導入薬は効果が少ないかなと思っています。

　睡眠のリズムを調節するメラトニンというホルモンがありますが、このメラトニン受容体に作用するラメルテオン（ロゼレム®）という薬剤があります。日本の大学病院の ICU で行われた研究では、ラメルテオンを内服した患者さんはせん妄が少なく、夜間の睡眠の中断も減ったと報告されました[4]。

最近、注目されている睡眠薬が、オレキシン受容体拮抗薬であるスボレキサント（ベルソムラ®）とレンボレキサント（デエビゴ®）です。オレキシンは覚醒させるようにはたらく神経伝達物質で、このはたらきを抑えるのがオレキシン受容体拮抗薬です。日本の ICU で行われた研究では、睡眠の質をよくするかは不明もしくは不変ですが、せん妄を有意に減らす効果がありました [5, 6]。

　睡眠薬についてまとめると、ICU における積極的な推奨はないものの、ラメルテオン（ロゼレム®）とオレキシン受容体拮抗薬はありかも、という感じですね。

環境整備は ICU ナースの腕の見せどころ！

　ICU の環境も睡眠障害に影響するということで、まず、夜間の騒音と光を減らす対策 [1] を見直してみましょう。耳栓やアイマスクなども選択肢になります [1, 7]。夜間は電子カルテやモニターを少し暗くする、電話の着信音を小さくする [7] など、ICU ナースが明日からできることがまだあるかもしれません。

　ICU の重症患者では、日中の睡眠の割合が多いといわれています。日中寝てしまうと夜に寝られないのは無理もありませんよね。というわけで、リハビリテーションなど日中の刺激も重要でしょう。

　睡眠障害は単純につらいだけでなく、せん妄や人工呼吸期間の延長など、さまざまな悪影響と関連することがわかっています [1]。環境整備や ABCDEF バンドルをベースにして、必要があればベンゾジアゼピン系以外の薬剤も使用し、睡眠障害に対応していきましょう。そして ICU ナースのみなさん自身も、質の高い睡眠をとってくださいね。

引用・参考文献

1) Devlin, JW. et al. Clinical Practice Guidelines for the Prevention and Management of Pain, Agitation/Sedation, Delirium, Immobility, and Sleep Disruption in Adult Patients in the ICU. Crit Care Med. 46 (9), 2018, e825-73.
2) Kondili, E. et al. Effects of propofol on sleep quality in mechanically ventilated critically ill patients : a physiological study. Intensive Care Med. 38 (10), 2012, 1640-6.
3) Skrobik, Y. et al. Low-Dose Nocturnal Dexmedetomidine Prevents ICU Delirium. A Randomized, Placebo-controlled Trial. Am J Respir Crit Care Med. 197 (9), 2018, 1147-56..
4) Nishikimi, M. et al. Effect of Administration of Ramelteon, a Melatonin Receptor Agonist, on the Duration of Stay in the ICU : A Single-Center Randomized Placebo-Controlled Trial. Crit Care Med. 46 (7), 2018, 1099-105.
5) Matsuoka, A. et al. Evaluation of Suvorexant and Lemborexant for the Prevention of Delirium in Adult Critically Ill Patients at an Advanced Critical Care Center : A Single-Center, Retrospective, Observational Study. J Clin Psychiatry. 84 (1), 2022, 22m14471.
6) Hatta, K. et al. Preventive Effects of Suvorexant on Delirium: A Randomized Placebo-Controlled Trial. J Clin Psychiatry. 78 (8), e970-9.
7) Patel, J. et al. The effect of a multicomponent multidisciplinary bundle of interventions on sleep and delirium in medical and surgical intensive care patients. Anaesthesia. 69 (6), 2014, 540-9.

Q32 せん妄の対応を教えてください

低活動型せん妄を放置しない！

　せん妄の特徴は、ひとことでいうと"1日のなかで症状が変動する意識障害"です。ICUにはさまざまな臓器障害がある患者さんが入室しますが、せん妄も臓器障害の一種、つまり脳の障害がせん妄として表れていると考えると理解しやすいです[1]。

　せん妄のタイプには、過活動型、低活動型、混合型があります[1,2]（表1）。

表1 せん妄のタイプと特徴（文献1、2から作成）

タイプ	過活動型	低活動型	混合型
症状	興奮、錯乱、攻撃性、見当識障害、幻覚など	無表情、無気力、日中の傾眠、ゆっくりとした動きなど	過活動型と低活動型を1日の間に繰り返す
頻度	2％	44％	55％

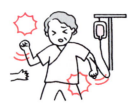
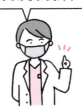
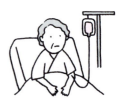

せん妄というと過活動型がイメージしやすいですが、低活動型や混合型のほうが多いということを覚えておきましょう！

せん妄は長期的な認知機能障害や死亡率の上昇などと関連する[1,3]といわれており、集中治療後症候群（PICS／column03 ☞ p.140）にも関連するICUにおける重大な課題の1つです。ぱっと見は落ち着いているように見える低活動型せん妄であっても、長く続くと3カ月後の認知機能が落ちることがわかっており[4]、放置することはできません。

せん妄を評価しよう！

せん妄の治療として確立したものは、現時点ではありません[1]。しかし、せん妄を早期に発見して介入することが重要です。せん妄を含めたICUの管理についてまとめた『PADISガイドライン』[5]では、せん妄スクリーニングツールを用いて定期的にせん妄を評価することが推奨されており、CAM-ICUやICDSC[6]などが用いられます。みなさんの施設でこれらのツールでのせん妄評価が行われていなければ、ぜひ取り入れみてください。

また、column03（☞ p.140）で紹介したABCDEFバンドルにも、Dとしてせん妄の評価・予防・管理が含まれています。多くの研究でABCDEFバンドルを実施することでせん妄が減ることが示されていますので[7]、定期的にバンドルに沿ったチェックを実施していきたいですね。

CAM-ICU
(Confusion Assessment Method for the ICU)

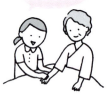

Step ① RASSによる評価
RASSが-4〜-5の場合、評価を中止し、後で再評価する
RASSが-3〜+4の場合、Step2に進む

Step ② せん妄評価

所見1. 急性発症または変動性の経過

基準線からの精神状態の急性変化？または
患者の精神状態が過去24時間で変動したか？

 No → せん妄なし 終了

↓ Yes

所見2. 注意力欠如

患者さんに「10個の数字を読みますので、『1』と言ったときに私の手を握ってください」と伝え、次の10個の数字を3秒間隔で読む「2314571931」

エラースコア：1のときに握らなかった回数と
　　　　　　1以外のときに握った回数の合計

 エラー3回未満 → せん妄なし 終了

↓ Yes

所見3. 意識レベルの変化（実際のRASS）

RASSが0の場合、所見4へ

 RASS 0以外 → せん妄あり 終了

↓ Yes

所見4. 無秩序な思考

1. 石は水に浮くか？（葉っぱは水に浮くか？）
2. 魚は海にいるか？（ゾウは海にいるか？）
3. 1グラムは2グラムより重いか？（2グラムは1グラムより）
4. 釘を打つのにハンマーを使うか？（木を切るのにハンマーを）
5. 2本の指を上げて見せ、同じことをさせる。反対の手で同じことをさせる

＊（　）の質問でもよい

 エラー2問未満 → せん妄なし 終了

 エラー2問以上 → せん妄あり 終了

ICDSC (Intensive Care Delirium Screening Checklist)

このスケールはそれぞれ 8 時間のシフトすべて、あるいは 24 時間以内の情報に基づき完成される。明らかな徴候がある＝1 ポイント；アセスメント不能、あるいは徴候がない＝0 ポイントで評価する。それぞれの項目のスコアを対応する空欄に 0 または 1 で入力する。

1. **意識レベルの変化**
   - （A）反応がないか、（B）何らかの反応を得るために強い刺激を必要とする場合は評価を妨げる重篤な意識障害を示す。もしほとんどの時間、（A）昏睡あるいは（B）昏迷状態である場合、ダッシュ（－）を入力し、それ以上評価を行わない。
   - （C）傾眠あるいは、反応までに軽度ないし中等度の刺激が必要な場合は意識レベルの変化を示し、1 点である。
   - （D）覚醒、あるいは容易に覚醒する睡眠状態は正常を意味し、0 点である。
   - （E）過覚醒は意識レベルの異常ととらえ、1 点である。

2. **注意力欠如**
   会話の理解や指示に従うことが困難。外からの刺激で容易に注意がそらされる。話題を変えることが困難。これらのうちいずれかがあれば 1 点。

3. **失見当識**
   時間、場所、人物の明らかな誤認。これらのうちいずれかがあれば 1 点。

4. **幻覚、妄想、精神障害**
   臨床症状として、幻覚あるいは幻覚から引き起こされていると思われる行動（たとえば、空を掴むような動作）が明らかにある。現実検討能力の総合的な悪化。これらのうちいずれかがあれば 1 点。

5. **精神運動的な興奮あるいは遅滞**
   患者自身あるいはスタッフへの危険を予防するために、追加の鎮静薬あるいは身体抑制が必要となるような過活動（たとえば、静脈ラインを抜く、スタッフをたたく）、活動の低下、あるいは、臨床上明らかな精神運動遅滞（遅くなる）。これらのうちいずれかがあれば 1 点。

6. **不適切な会話あるいは情緒**
   不適切な、整理されていない、あるいは一貫性のない会話、出来事や状況にそぐわない感情の表出。これらのうちいずれかがあれば 1 点。

7. **睡眠／覚醒サイクルの障害**
   4 時間以下の睡眠、あるいは頻回な夜間覚醒（医療スタッフや大きな音で起きた場合の覚醒を含まない）、ほとんど 1 日中眠っている。これらのうちいずれかがあれば 1 点。

8. **症状の変動**
   上記の徴候あるいは症状が 24 時間のなかで変化する（たとえば、その勤務帯から別の勤務帯で異なる）場合は 1 点。

Bergeron N, et al.: Intensive Care Delirium Screening Checklist : evaluation of a new screening tool. Intensive Care Med, 27(5) : 859-864, 2001. より著者の許可を得て逆翻訳法を使用し翻訳）　翻訳と評価：卯野木健、水谷太郎、櫻本秀明

ICDSC では、4 点以上であればせん妄と評価します！

非薬物療法でせん妄予防を！

　前述したように、せん妄の確立した治療はありません。そのため、せん妄の予防が重要になります。

　せん妄の予防には、さまざまな角度から薬物に頼らないアプローチをすることが有効です。認知機能障害の予防としてカレンダーや時計、補聴器やめがねを使用したり、良好な睡眠がとれる環境を提供したりすることが、せん妄の減少につながります[5]。早期リハビリテーションがICUに入室した術後患者のせん妄期間を3日間短くしたという研究[8]や、冠動脈バイパス術後のせん妄予防に音楽がよかったといった報告[9]があるので、ICUナースのセンスや工夫も取り入れたいところです。

薬物とせん妄

　薬物とせん妄の関連としては、ミダゾラム（ドルミカム®）などのベンゾジアゼピン系の薬剤はせん妄の発症に関連し、一方で、デクスメデトミジン（プレセデックス®）はせん妄予防として有用である可能性が高いです[5, 10]。私も鎮静薬が必要な状況では、基本的にデクスメデトミジンを選択します。また、深すぎる鎮静もせん妄のリスクです[1]。ICUナース主導の鎮静プロトコルが予後をよくするという報告[11]もありますので、ICUナースはつねに「鎮静・鎮痛は適切か？」という評価を行うことが大事です。ここにもABCDEFバンドル（column03 ☞ p.140）が出てきましたね！

　また、せん妄の対応としてよく使われるハロペリドール（セレネース®）ですが、せん妄の予防や治療として有効であるとは現時点ではいえません[5, 12, 13]。不穏が強く自傷や他害の危険がある場合などにハロペリドールを使用するのはありですが、"せん妄にはハロペリドール"というよう

なルーチンの使用は推奨されていません。

　ICU（に限らず一般病棟でもですが）では、せん妄になる患者さんにしばしば遭遇すると思います。とくに、高齢、認知症、高い重症度、緊急手術後、外傷、輸血などはせん妄ハイリスクで、ICU患者の80％にせん妄がみられるともいわれています[1, 5]。ABCDEFバンドルを定期的に実施し、せん妄の評価と予防を積極的にしていきましょう！

参考文献

1) Wilcox, ME. et al. Delirium and long term cognition in critically ill patients. BMJ. 373, 2021, n1007.
2) 日本集中治療医学会教育委員会編．"せん妄"．集．日本集中治療医学会専門医テキスト．第3版．東京, 2019, 408-19.
3) Goldberg, TE. et al. Association of Delirium With Long-term Cognitive Decline：A Meta-analysis. JAMA Neurol. 77 (11), 2020, 1373-81.
4) Hayhurst, CJ. et al. Association of Hypoactive and Hyperactive Delirium With Cognitive Function After Critical Illness. Crit Care Med. 48 (6), 2020, e480-8.
5) Devlin, JW. et al. Clinical Practice Guidelines for the Prevention and Management of Pain, Agitation/Sedation, Delirium, Immobility, and Sleep Disruption in Adult Patients in the ICU. Crit Care Med. 46 (9), 2018, e825-73.
6) 日本集中治療医学会J-PADガイドライン作成委員会．日本版・集中治療室における成人重症患者に対する痛み・不穏・せん妄管理のための臨床ガイドライン．日本集中治療医学会雑誌．2014, 539-79.
7) Ely, EW. The ABCDEF Bundle：Science and Philosophy of How ICU Liberation Serves Patients and Families. Crit Care Med. 45 (2), 2017, 321-30.
8) Schaller, SJ. et al. Early, goal-directed mobilisation in the surgical intensive care unit：a randomised controlled trial. Lancet. 388 (10052), 1377-88.
9) Esfahanian, F. et al. Using Music for the Prevention of Delirium in Patients After Coronary Artery Bypass Graft Surgery：A Randomized Clinical Trial. J Cardiothorac Vasc Anesth. 36 (12), 2022, 4341-6.
10) Burry, LD. et al. Pharmacological and non-pharmacological interventions to prevent delirium in critically ill patients：a systematic review and network meta-analysis. Intensive Care Med. 47 (9), 2021, 943-60.
11) Qi, Z. et al. Effects of nurse-led sedation protocols on mechanically ventilated intensive care adults：A systematic review and meta-analysis. Aust Crit Care. 34 (3), 2021, 278-86.
12) Girard, TD. et al. Haloperidol and Ziprasidone for Treatment of Delirium in Critical Illness. N Engl J Med. 379 (26), 2018, 2506-16.
13) Mortensen, CB. et al. Long-term outcomes with haloperidol versus placebo in acutely admitted adult ICU patients with delirium. Intensive Care Med. 50 (1), 2024, 103-13.

Q 33 血液ガス分析の結果は、まずどの項目をチェックしていますか?

　ICUで毎日のように行われている血液ガス分析、1mLにも満たない血液を分析装置に入れるだけで、かなりたくさんの項目をすぐに測定してくれます。それらの項目のなかで「まず」チェックしている項目ですが、私は基本的に「上から順番に全部チェック」しています。とはいえ、とくに知りたい情報に注意しています。

　それでは、血液ガス分析ではどのような情報が含まれているでしょうか。一般的な血液ガス分析の結果には、①呼吸・②代謝・③循環・④電解質・⑤血糖・⑥血液の6つに関する情報が含まれています。

```
BLOOD GAS 37.0℃　デ ソクテイ

pH        7.404
PCO2      33.6   mmHg      ①呼吸
PO2       84.1   mmHg      ②代謝
HCO3      21.5   mmol/L
BE        -3.5   mmol/L
SO2       95.6   %
Hb        11.0   g/dL      ⑥血液
Hct       32     %
O2Hb      95.0   %
COHb      0.3    %
MetHb     0.3    %
HHb       4.4    %
Na+       142.9  mmol/L
K+        4.82   mmol/L
Cl-       119    mmol/L    ④電解質
AnGap     8.2    mmol/L
Ca++      1.48   mmol/L
Glucose   128    mg/dL     ⑤血糖
Lactate   1.66   mmol/L    ③循環
```

1 呼吸：pH、PaCO₂、PaO₂、HCO₃⁻、SaO₂

　呼吸状態におもに関連するのは、pH、PaCO₂、PaO₂、HCO₃⁻、SaO₂ です。このなかでもまずチェックするのは動脈血酸素分圧（PaO₂）でしょうか。PaO₂ の a は artery、つまり「動脈の」という意味です。低酸素血症は生命にかかわるので、ひとまず低酸素血症でないかをチェックします。ここで注意するのが、酸素条件です。同じ PaO₂ でも、酸素を吸っているのか吸っていないのかでは、かなり意味が違います。そのため、吸入酸素濃度も考慮した動脈血酸素分圧／吸入酸素濃度（PaO₂/FiO₂、P/F 比）が酸素化の指標として使われているんですね。ちなみに、SaO₂ は動脈血酸素飽和度で、たいていは SpO₂ と近い値になります。

　次に、pH が 7.35〜7.45 の間にあるかをみます。pH が 7.35 より小さければアシドーシス、7.45 より大きければアルカローシスです。ヒトの血液は通常 pH 7.4 ± 0.05 というすごく狭い範囲に調整されていて、この正常範囲を外れてしまうと全身の細胞がうまく機能しなくなっていき、最終的には死につながります。

　アシドーシス／アルカローシスがある場合、それが呼吸のせいかをみるのに PaCO₂ をみます。われわれは呼吸をして酸性の CO₂ を吐き出しています。PaCO₂ の正常値は 35〜45 mmHg です。つまり、CO₂ がたまってしまう（PaCO₂ が上昇）と呼吸性アシドーシスに、吐き出しすぎる（PaCO₂ が低値）と呼吸性アルカローシスになります。なるべく pH を正常範囲に保ちたいですが、急性呼吸窮迫症候群（ARDS）などで呼吸性アシドーシスの場合でも pH 7.2 台くらいまでは様子をみることが多いです。CO₂ をもっと吐かせようと、一回換気量を大きくすることによる肺のダメージのほうが害になるからです。

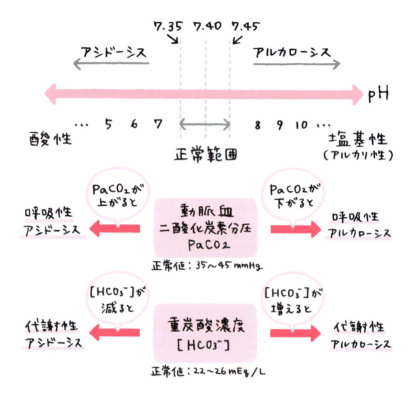

2 代謝：pH、HCO₃⁻、BE

　代謝によるアシドーシス／アルカローシスに関する項目は、pH、HCO₃⁻、BEの3つです。ICUで問題になりやすいのは代謝性アシドーシスですね。この代謝性アシドーシスは、CO_2 がたまるせいでアシドーシスになるのではなく、ショックによって乳酸がたまったり、腎不全によって不揮発性の酸が排泄できなかったりすることによります。

　代謝性アシドーシス／アルカローシスの評価は、重炭酸イオン（HCO₃⁻、正常値 22～26 mEq/L）と BE（ベースエクセス）（正常値 －3～3 mEq/L）で行います。代謝性アシドーシスでは、HCO₃⁻ が低下して BE がよりマイナスの値に

なります。代謝性アルカローシスでは、HCO_3^- が上昇して BE がよりプラスの値になります。

　ヒトの身体はなるべく pH を 7.35〜7.45 の間に保とうします。代謝性の pH の変化があれば呼吸性に調整しようとするし、呼吸性の pH の変化があれば代謝性に調整しようとします。この反応を「代償性の変化」といいます。具体例を挙げると、代謝性アシドーシスのときは CO_2 を一生懸命吐き出して pH を正常範囲に戻そうとします。敗血症性ショックの患者さんが、はーはーと呼吸数が早くなるのはこのためです。代謝性アシドーシスを呼吸性に代償しようとしているんですね。とはいえ、この代償性の変化には限度があります。

3　循環の指標：Lactate

　最近の血液ガス分析装置では、乳酸値（Lactate）が測定できます。Q13（☞ p.74）でお話ししたように、全身の臓器に酸素が行きわたっていない場合には、嫌気性代謝が進行して乳酸値が上昇してきます。つまり、乳酸値は循環が成り立っているかの指標になります。乳酸値が上がってこないか、乳酸値が高い症例では下がってくるかなどをチェックしています。乳酸値の正常値は、0.5〜1.5 mmol/L 程度です。

4　電解質：Na、K、Cl、Ca^{2+}

　血液ガス分析では、Na、K、Cl、Ca^{2+} などの電解質もチェックすることができます。少量の検体ですぐに電解質を知ることができるので、頻回にチェックする必要がある場合にはとても有用です。心臓外科の術後や多発外傷などで急速に輸血をしている場合には、輸血製剤に含まれるクエン酸の影響で Ca^{2+} が下がることも多く、血液ガス分析で Ca^{2+} をチェックし、必要に応じて補充をするのにも有用です。

5 血糖

6 血液

　血液ガス分析では、血糖値とヘモグロビンやヘマトクリットなどのデータも手に入ることが多いです。検査室での血液検査より精度は劣りますが、やはり何回もチェックしたいときに血液ガス分析は便利です。具体例を挙げると、血糖値とK値の変動が大きい糖尿病性ケトアシドーシスや、出血が続いている術後にヘモグロビン値を数時間おきにチェックする際などに、血液ガス分析が非常に有用です。

意識障害の原因を知るのにも血液ガス分析！

　血液ガス分析は、意識障害の原因を調べるときも有用です。意識障害の原因はたくさんありますが、AIUEOTIPS（アイウエオチップス）という有名なゴロ合わせがあります。

　AIUEOTIPSの項目をみると、どれもこれもICUで可能性があるものばかりですよね。これらの項目のうちかなりの項目を、血液ガス分析の結果で鑑別することができます。そのため、意識障害があるときは血液ガス分析もするようにしています。

AIUEOTIPS（文献3より作成）

Alcohol	アルコール中毒・離脱、Wernicke脳症
Insulin	低血糖、糖尿病性ケトアシドーシス、非ケトン性高浸透圧性昏睡
Uremia	尿毒症
Endocrinopathy	甲状腺クリーゼ、副腎不全、粘液水腫
Electrolytes	Na・K・Ca・Mg異常
Encephalopathy	肝性脳症、高血圧性脳症（高血圧緊急症）、代謝性脳症
Oxygen	低酸素血症、CO中毒、CO_2ナルコーシス（高CO_2血症）
Opiate/**O**verdose	薬物中毒（オピオイド・ベンゾジアゼピンなど）
Trauma/**T**umor	脳挫傷、急性・慢性硬膜下血腫、脳腫瘍、髄膜播種、腫瘍随伴症候群
Temperature	低体温、高体温、悪性症候群
Infection	髄膜炎、脳炎、脳膿瘍、敗血症
Psychogenic	精神疾患（転換性障害など）
Porphyria	ポルフィリア
Stroke/**S**AH	脳梗塞（脳幹もしくは広範囲のみ）、脂肪塞栓、脳出血、くも膜下出血
Shock	ショック
Seizure	けいれん、非けいれん性てんかん重積

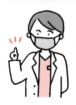

意識障害があるときに血液ガス分析をすると、AIUEOTIPSのいくつかが評価できます！

参考文献

1) 聖路加国際病院内科チーフレジデント編．"動脈血液ガス分析：隠れた異常を見逃さない！"．内科レジデントの鉄則．第4版．東京，医学書院，2023，432-46．
2) 吉田圭佑．"アシドーシスとアルカローシスについてわかりやすく教えてください"．オペナースの疑問，3分で解説します！．大阪，メディカ出版，2021，209-11．
3) "意識障害：失神じゃなければAIUEOTIPS"．前掲書1），39-49．

Q34 血液浄化療法はどんなときに行いますか？ 看護のポイントも教えてください

まずは用語の整理！

　血液浄化療法は、血液濾過透析、血漿交換、吸着療法などの総称です。ICUで出会う頻度が高いのは血液濾過透析などの腎代替療法（renal replacement therapy：RRT）かと思います。この辺は用語もいろいろあって複雑なので、下記の表で大まかに理解しておきましょう（）。いずれにしても、血液を体外に循環させながら、いらないものを取り除いて別のものに置き換えたりする治療法です。

血液浄化療法いろいろ

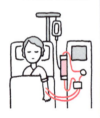

血液浄化療法
- 腎代替療法（RRT） renal replacement therapy
  - 持続的RRT（CRRT） continuous renal replacement therapy …1日中、24時間かけて行う
  - 間欠的血液透析（IHD） intermittent hemodialysis …数時間で行う
  - sustained low efficiency dialysis（SLED） …持続的RRTと間欠的RRTのあいだのイメージ
- 血漿交換（PE） plasma exchange …患者の血液を血球と血漿に分離して、血漿成分を捨てて新鮮凍結血漿（FFP）を補充する（適応疾患の例：劇症肝炎、ギランバレー症候群、多発性骨髄腫 など）
- 血液吸着（HA） hemoadsorption …血液を専用の血液浄化器に通し、除去したい物質を吸着させて排除する。（例：エンドトキシ吸着のPMX-DHP※）

※ PMX-DHP: polymyxin B-immobilized fiber column-direct hemoperfusion

さて、RRTとはその名のとおり、腎臓の代わりとなる治療なので、腎臓のはたらきである尿をつくること、つまり不要な水分と物質を排泄することを目的としています。RRTには、間欠的に行うもの（たとえば、透析センターなどで週3、4回、数時間かけて行われる血液透析）と、24時間持続的に行うCRRT（持続的RRT：continuous RRT）があります。CRRTはICUならではの治療法ですね。ここでは循環動態が不安定なときに選択されるCRRTについておもに説明していきます。

CRRTの原理は？

　まずCRRTの原理について。血液透析（hemoDialysis）や血液濾過（hemoFiltration）という言葉を聞いたことがあるかと思います。この透析や濾過を24時間持続的にやるのがCRRTです。透析というのは、膜にあいている細かい孔を通過できる物質が濃度の差によって自然に移動する原理（「拡散」といいます）を利用しています。透析では、NaやKなどの電解質や、尿素窒素やクレアチニンなどの尿毒症物質などの小さい分子が除去されやすいというのがポイントです。

　一方で、濾過は圧をかけ、膜にあいている孔を通れる成分と水分だけ除去する（限外濾過といいます）というしくみです。濾過ではIL-6やTNF-αなどのサイトカインのように、もう少し大きい分子を除去することができます。CRRTでは、透析と濾過を合わせてやる施設が多いので、透析のDと濾過のFをとって、わが国ではCHDF（持続的血液濾過透析：Continuous HemoDiaFiltration）とよばれることも多いですね。

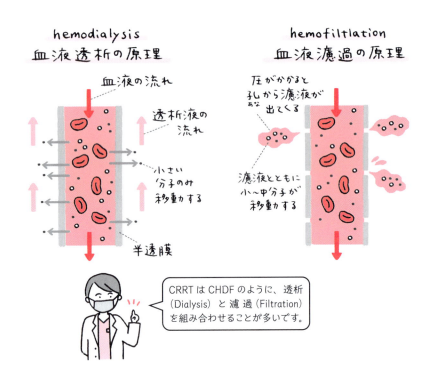

CRRTの装置を理解しよう!

　ここからは、CRRT装置の模式図を見ながら読んでくださいね。実際のCRRT装置を指でたどってみると、より理解しやすいかと思います。施設により多少の差がありますので、大まかに概念を理解しましょう。

　それでは、血液の流れの順にみていきましょう。

①まず患者さんの血液が筒状の血液浄化器(透析器や濾過器とよぶことも)に入ります。この血液浄化器は、細かい孔があいた膜でできたほそーい筒がたくさん束ねられている構造になっています。この細い筒(中空糸)のなかを血液が通り、そのまわりを透析液(サブラッド®など)が流れます。この膜もいろいろな種類があり、特定の物質を吸着できるタ

CRRT 装置のしくみ

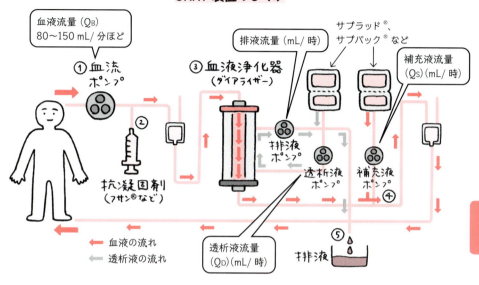

イプの膜でできているものもあります。
② このときに、細い中空糸のなかで血液が固まらないよう、抗凝固薬（フサン®など）が加わります。
③ 血液浄化器のなかでは、血液と透析液が反対向きに流れ、ここで透析と濾過が行われます。
④ 血液浄化器を通り抜けた血液に、補充液（これも透析液と同じサブラッド®です）が加わり、患者さんの体内に戻ります。施設によっては、血液浄化器を通り抜ける前に補充液を加えることもあります。
⑤ 血液と触れ合った透析液は、排液となります。

CRRT 装置の見かたは？

膜を通して濾過された水分量よりも少ない補充液を投与すれば、結局身体の水分が除かれたことになるのは理解できるでしょうか？　抜いた分よ

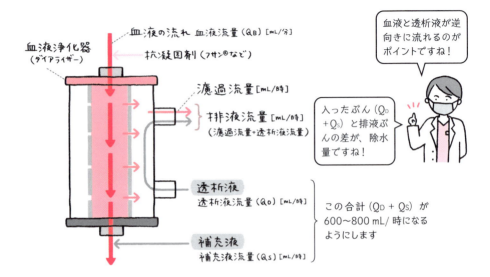

り補充分が少なければ除水したことになります。CRRT装置では、血液、透析液、補充液、排液量の流量をコントロールすることができ、ディスプレイに表示されています。血液流量は Q_B [mL/分]、透析液流量は Q_D [mL/時]、補充液流量は Q_S [mL/時] とあらわします。

　だいたいの目安ですが、CRRTでは血液流量 Q_B は80〜150 mL/分ほどに設定します。透析液流量 Q_D と補充液流量 Q_S ですが、これは透析液かつ補充液に使うサブラッド®が1日に15〜20Lしか保険適応上は使えません。これを24時間で割ると600〜800 mL/時くらいになり、これを透析液流量 Q_D と補充液流量 Q_S に配分します。つまり、透析液流量 Q_D と補充液流量 Q_S の和は、基本的にはいつも600〜800 mL/時で固定です。透析液流量 Q_D を多くすれば透析メイン、透析液流量 Q_D を減らせば（補充液流量 Q_S を増やせば）濾過メインになります。排液量を増やせば、結果的に除水量を増やしたことになります。

パターン① 透析メインで除水100mL/時

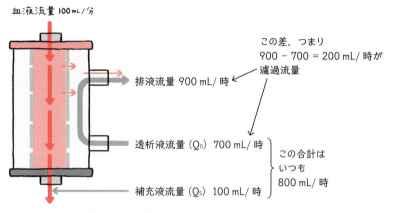

パターン② 濾過メインで除水200mL/時

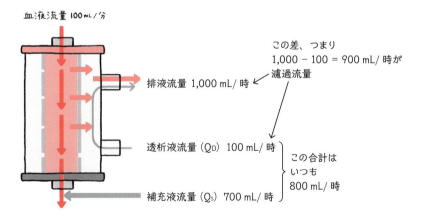

ポイントは、血液流量だけ単位が［mL/分］というところです。つまり、血液の流量（100 mL/分＝6,000 mL/時）と比べると、透析液の量（たとえば400 mL/時）はかなり少ないということです。間欠的な透析（30,000 mL/時くらいの透析液流量）と比較すると、CRRTでは使用する透析液の量が限られるため、血液を浄化する効率は高くありません。しかし、ICUに入るような<u>重症患者で循環動態が不安定な場合には、循環動態の変動が起きにくいCRRT</u>がしばしば選択されます[1]。

どのタイミングでRRTを始めるの？

　これはとってもむずかしい質問で、現時点では、CRRTを始めるのが遅すぎるのはよくなさそう、早すぎても予後は改善しないかもという感じです。RRTをいつ始めるかについて複数の研究[3~7]が発表されていますが、まだ結論は出ていません。急性腎障害（acute kidney injury：AKI）の場合、KDIGO分類（**表**）で（2もしくは）3の状況で、AKIが悪化してきているときに、RRT開始を検討します。

表 KDGIO分類

定義	1. 血清Cr値≧0.3 mg/dL（48時間以内） 2. 血清Cr値の基礎値から1.5倍上昇（7日以内） 3. 尿量0.5 mL/kg/時以下が6時間以上持続	
	血清Cr基準	尿量基準
ステージ1	≧0.3 mg/dLまたは1.5~1.9倍上昇	< 0.5 mL/kg/時（6時間以上）
ステージ2	2.0~2.9倍上昇	< 0.5 mL/kg/時（12時間以上）
ステージ3	3.0倍上昇または≧4.0 mg/dLまでの上昇または腎代替療法開始	< 0.3 mL/kg/時（24時間以上）または12時間以上の無尿

定義1~3の1つを満たせばAKIと診断する　　　　　　　　　　　　　　　Cr：クレアチニン

しかし、利尿薬の効果が乏しい溢水（いっすい）で呼吸や循環に影響がある場合、高カリウムが進行する場合（Kが6 mEq/Lを超えてくるとやばいなと感じます）、尿毒症の症状や代謝性アシドーシス（BE －10 mEq/Lよりも負の値）が進行する場合などは早急にRRTを開始します。

ICUナースが見るべきポイントは？

敗血症にともなう急性腎障害など、循環が不安定な重症の患者さんがCRRTの対象となることが多いので、尿量や血圧などのチェックなどいわゆる全身管理となりますが、まず大事なのは、血管アクセスの管理です。たいてい内頸静脈もしくは大腿静脈にカテーテルを留置し、そこから血液を脱血／返血します。比較的太いカテーテルになりますので、刺入部の出血や血腫がないか、発赤や圧痛などの感染兆候はないかの確認、事故抜去などのトラブル予防が必須です。また、CRRT中は血液が室温にさらされますので、体温が低下したり発熱がマスクされたりしやすくなることに注意が必要です。

また、見落としやすいのが栄養療法です。CRRT中は小分子であるアミノ酸も除去されてしまうため、しっかりとタンパクを（できれば腸管を利用して）投与することが大事になります。具体的なタンパク量としては、少なくとも1.0 g/kg/日（1.7 g/kg/日くらいまで）が目安となります[1, 2, 8]。CRRTを行っているのにタンパクの投与量が十分でなさそうなときは、担当医にひと声かけてみてくださいね。

そして、CRRT装置のアラームが鳴った場合、多くは脱血不良が原因ですが、それ以外にも、接続が外れていたり気泡が血管内に入ったりするリスクが生じている可能性があります。アラームの原因がわからないときは、透析回路を停止して透析用カテーテルのクレンメを閉じ、すぐに臨床工学技士やドクターをよびましょう。

参考文献

1) AKI（急性腎障害）診療ガイドライン制作委員会編．AKI（急性腎障害）診療ガイドライン2016．日本腎臓学会誌．59 (4), 2017, 419-533.
2) 土井研人編．救急・集中治療．32 (2), 東京, 総合医学社, 2020, 272p.
3) Zarbock, A. et al. Effect of Early vs Delayed Initiation of Renal Replacement Therapy on Mortality in Critically Ill Patients With Acute Kidney Injury : The ELAIN Randomized Clinical Trial. JAMA. 315 (20), 2016, 2190-9.
4) STARRT-AKI Investigators. et al. Timing of Initiation of Renal-Replacement Therapy in Acute Kidney Injury. N Engl J Med. 383 (3), 2020, 240-51.
5) Gaudry, S. et al. Initiation Strategies for Renal-Replacement Therapy in the Intensive Care Unit. N Engl J Med. 375 (2), 2016, 122-33.
6) Barbar, SD. et al. Timing of Renal-Replacement Therapy in Patients with Acute Kidney Injury and Sepsis. N Engl J Med. 379 (15), 2018, 1431-42.
7) Gaudry, S. et al. Comparison of two delayed strategies for renal replacement therapy initiation for severe acute kidney injury (AKIKI 2) : a multicentre, open-label, randomised, controlled trial. Lancet. 397 (10281), 2021, 1293-300.
8) McClave, SA. et al. Guidelines for the Provision and Assessment of Nutrition Support Therapy in the Adult Critically Ill Patient : Society of Critical Care Medicine (SCCM) and American Society for Parenteral and Enteral Nutrition (A.S.P.E.N.). JPEN J Parenter Enteral Nutr. 40 (2), 2016, 159-211.

Q35 経腸栄養を始めるタイミングはどうやって決めていますか？

　みなさんは食事をどのくらい摂らないとお腹がすきますか？　半日から1日くらいでしょうか。ずばり、この質問への回答は、「できればICUに入室してから48時間以内には開始したい」です。

バクテリアルトランスロケーションとは？

　長期に腸管を使用しないとどうなるでしょうか。腸管は体内にあるけれども体外と接触している臓器であり、免疫に大きくかかわっています。絶食期間が長くなると、腸管の粘膜が萎縮、脱落してしまい、感染症が起きやすくなります。また、腸管にはたくさんの腸内細菌がいます。これらの細菌は腸管のなかにいるときは問題ありませんが、腸管粘膜のダメージにより腸管以外の部位にいってしまうと、これも感染症につながります（「バクテリアルトランスロケーション」といいます）。腸を少しでも使うことが、バクテリアルトランスロケーションの予防となります。バクテリアルトランスロケーションの予防にも経腸栄養がよいということですね。

嘔吐に注意！

　ただし、ICU入室から48時間以内に経腸栄養を開始したほうがよいといっても、いくつか注意点があります。重症患者に一気にたくさんの経腸栄養を行うと、嘔吐しやすくなり、誤嚥のリスクが高くなります。そのため、嘔吐や誤嚥のリスクが高いときは少量から開始することを考慮します（たとえば10〜20mL/時で持続投与など）。嘔吐や誤嚥のリスクが高い

第5章　デキるICUナースになるために

ときは、栄養チューブを幽門より先の十二指腸まで挿入して経腸栄養を行うこともあります。

　また腸管の閉塞がある場合や腸の動きが悪い場合にも嘔吐や誤嚥のリスクがあります。胃や腸管の動きが悪い場合には、薬剤で対応することも多いです。具体的にはメトクロプラミド（プリンペラン®）やモサプリド（ガスモチン®）、大建中湯や六君子湯などの漢方薬がよく使われます。

　そのほかに、重症患者に対して経腸栄養を行う際に、腸管虚血が問題となることがあります。腸の血流が悪い時期に大量の経腸栄養を行うことがリスクとなります。そのため、ショックの急性期で、大量に輸液を投与し、循環作動薬をどんどん増量している時期などは、経腸栄養を避けるほうが無難です。腸管虚血の症状は腹部膨満や胃残量の増加としてあらわれます。

　ICUナースは、経腸栄養を開始した時期にお腹が張っていないか、腹痛はないか、胃残量が増えてこないか（胃管排液量が500 mL以上あれば多い[1]といっていいでしょう）など、嘔吐や誤嚥、腸管虚血のリスクに注

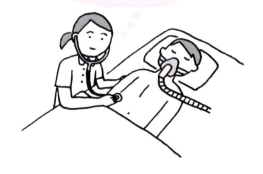

意して観察する必要があります。そして全身状態が安定してきているのに経腸栄養を開始していない患者さんがいたら、「そろそろ経腸栄養どうでしょう？」と担当医にアプローチしてみましょう。

重症患者では、タンパク質をしっかり投与することが大事です。とくに透析中や熱傷の患者さんでは十分なタンパク質の投与がより大事になります。一般的に ICU 患者では、1 日あたりタンパク質を 0.8〜1.2 g/kg、カロリーとしては 10〜20 kcal/kg くらいを投与することがめやす[2]となります。カロリーで考えると、健康な人がふだんとる量より少なめの量がよいようです。ただし、ICU 初日から一気にこの量を与えてしまうと多すぎるので、少量から始め、数日から 1 週間かけてじわじわ目標まで増やしていくことが多いです。

そして経腸栄養がむずかしい場合、経静脈的にでもよいので栄養を投与することが重要です[3]。ただし、経静脈的に栄養を投与する場合、中心静脈カテーテルの管理を適切に行うことと、投与カロリーが多くなりすぎないことや血糖値の変動に注意する必要があります[3]（Q25 ☞ p.155）。

参考文献

1) 日本集中治療医学会重症患者の栄養管理ガイドライン作成委員会．日本版重症患者の栄養療法ガイドライン．日本集中治療医学会雑誌．23（2），2016，185-81．
2) Matejovic, M. et al. Medical nutrition therapy and clinical outcomes in critically ill adults : a European multinational, prospective observational cohort study (EuroPN). Crit Care. 26 (1), 2022, 143.
3) Compher, C. et al. Guidelines for the provision of nutrition support therapy in the adult critically ill patient : The American Society for Parenteral and Enteral Nutrition. JPEN J Parenter Enteral Nutr. 46 (1), 2022, 12-41.
4) Reintam Blaser, A. et al. Early enteral nutrition in critically ill patients : ESICM clinical practice guidelines. Intensive Care Med. 43 (3), 2017, 380-98.
5) Singer, P. et al. ESPEN guideline on clinical nutrition in the intensive care unit. Clin Nutr. 38 (1), 2019, 48-79.
6) Harvey, SE. et al. Trial of the route of early nutritional support in critically ill adults. N Engl J Med. 371 (18), 2014, 1673-84.
7) 巽博臣．経腸栄養耐性の評価．日本版重症患者の栄養療法ガイドラインの謎！？．東京，真興交易（株）医書出版部，2021，57-78．

Q36 頭部外傷患者の看護ポイントについて教えてください

Q21（ p.130）で重症外傷について解説しました。ここではとくに頭部の外傷について、ポイントをお話ししたいと思います。

まずはABC、そして「切迫するD」がないかをチェック！

重症外傷では、A（気道）、B（呼吸）、C（循環）、D（中枢神経系）、E（全身の露出と保温）の順に評価・対応をしていくABCDEアプローチが大事でした。頭部外傷であっても、まずはABCが安定しているかをいつもチェックします。

そしてDの評価で大事なのが、「切迫するD」がないかです。「切迫するD」とは、具体的にはGCS（Glasgow Coma Scale／Q37 p.221）の合計が8点以下、意識レベルが急に悪化（GCSが2点以上低下）、脳ヘルニアが疑われる場合（瞳孔不同、片麻痺、Cushing現象）をいいます。

切迫するD

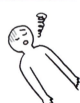
意識レベルが急に悪化

瞳孔不同

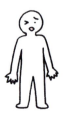
片麻痺

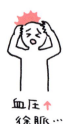
Cushing現象
血圧↑
徐脈…

Cushing現象とは、頭のなかの圧が上昇することで（「頭蓋内圧亢進」といいます）、高血圧、徐脈、不規則な呼吸が起こることです。「切迫するD」と判断されれば、気管挿管による気道確保を行い、ABCが安定した時点で頭部CT検査などに向かいます。頭部外傷患者では、頸椎にもダメージを受けている可能性があるので、気管挿管のときは頸椎の保護も重要です。

　ここまでをまとめると、頭部外傷患者を担当するICUナースは、定期的にABCの評価と、Dの評価として意識レベル・瞳孔・麻痺などの神経症状の有無を評価する必要があるということですね。

脳灌流圧（かんりゅう）を意識しよう！

　脳は豆腐のようにやわらかいので、外からのダメージを受けないように硬い頭蓋骨に守られています。しかし頭部外傷では、この脳を守る硬い頭蓋骨が悪さをすることがあります。

　頭蓋骨のなかには、脳が詰まっています。しかし脳が腫れたり、頭蓋骨のなかで出血（脳出血やくも膜下出血）が起きたりしてしまうと、硬い頭蓋骨に囲まれたスペースは限られているので、頭蓋内圧が上がってきます。頭蓋内圧が上がると、脳のすみずみまで血液が届かなくなっていくイメージはできるでしょうか？　血流が途絶えてしまうと、脳はとても低酸素に弱い組織なので、すぐにダメージを受けてしまいます。つまり、頭部外傷における治療の目標は、二次性脳損傷を防ぐこと（最初に受けた脳のダメージにとどめること）になります。

　そのためには、脳灌流圧（のうかんりゅうあつ）を意識しないといけません。脳灌流圧は「平均血圧ー頭蓋内圧」で決まります。平均血圧が70 mmHg、頭蓋内圧が20 mmHgのときは、脳灌流圧は70ー20＝50 mmHgとなります。つ

まり頭蓋内圧が亢進している場合には、それに打ち勝つだけの血圧を保たないと、脳に血流が行きません。そのため初期の管理目標は、収縮期血圧＞110 mmHg、平均動脈圧＞90 mmHg を保ち、少なくとも 50 mmHg 以上の脳灌流圧をキープできるようにします。脳に酸素を運ぶにはヘモグロビンも重要なので、ヘモグロビンも 10 g/dL 以上になるように管理します。

　また、動脈血中の二酸化炭素（PaCO₂）が上昇すると、脳血管が拡張してより頭蓋内圧が上がりやすくなります。そのためにも、ABCDE アプローチの A と B を安定化させ、適切な呼吸状態にするのが大事ということです。A と B の安定がいまいちだと、換気もいまいちとなり PaCO₂ が上昇→脳血流が増えてさらに頭蓋内圧が亢進→意識レベルがより悪くなる→ A と B がさらに不安定になる……という悪循環に陥ります。

頭蓋内圧を下げるには

　脳灌流圧は「平均血圧－頭蓋内圧」ですから、頭蓋内圧を下げるのも脳灌流圧を保つことにつながります。頭蓋内圧を下げるために、マンニトールなどの浸透圧利尿薬がよく使われます。循環動態が変動することがあるので、投与中と投与直後は血圧も注意してくださいね。また、上半身を30°挙上するのも頭蓋内圧を下げる効果があります。

　重症例では、頭蓋内圧を下げるために脳室ドレナージが行われることがあります。これは脳脊髄液を抜くことで頭蓋内圧を下げつつ、頭蓋内圧をモニタリングすることができます。外耳孔の高さをゼロ点としてセットしましょう。脳圧は 10～15 mmHg くらいが正常（成人の場合）ですが、15～25 mmHg を超えると治療が必要となります。どのくらいの高さで脳室ドレナージを管理するかを担当医に確認しましょう。また、ドレナージされる脳脊髄液の色調の変化（透明から血性になってきたなど）も観察しましょう。

脳室ドレナージのしくみ

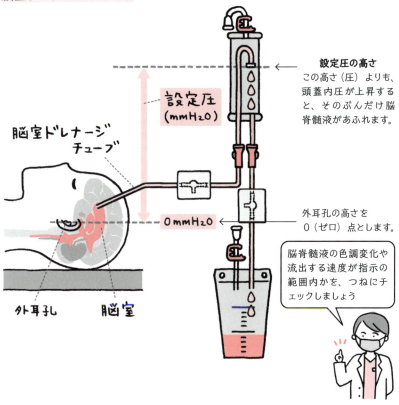

さらに重症例では、頭蓋骨の一部を外す（外減圧術）ことで少しでも頭蓋内のスペースを確保する減圧開頭術が行われることがあります。場合によっては脳の一部を取ってスペースを確保する内減圧術も行われます。頭蓋骨の一部を取り外した状態の患者さんには、とくに愛護的にケアをしてくださいね。

そのほかにも、きめ細かい配慮を

頭蓋内圧の管理以外にも、ほかの重症患者と同じように受傷から7日

以内には経腸栄養を開始したいところです[2]。血糖値も 100 〜200 mg/dL を目標に管理します[3]。また、意識障害や鎮静状態で管理する場合には、深部静脈血栓の予防をどうするかも担当医と確認しましょう。さらに、頭部外傷後はけいれんが起きる可能性があります。抗てんかん薬を予防目的に使う場合がありますので、そこまで気を配れたらデキる ICU ナースだと思います！

参考文献

1) 日本外傷学会外傷初期診療ガイドライン改訂第 6 版編集委員会. "頭部外傷". 外傷初期診療ガイドライン JATEC. 改訂第 6 版. 東京, へるす出版, 2021, 129-46.
2) Carney, N. et al. Guidelines for the Management of Severe Traumatic Brain Injury, Fourth Edition. Neurosurgery. 80(1), 2017, 6-15.
3) 頭部外傷治療・管理のガイドライン作成委員会編. 頭部外傷治療・管理のガイドライン. 第 4 版. 東京, 医学書院, 2019, 272p.

Q37 意識レベルを GCS で評価するときのポイントを教えてください。鎮静中の場合も迷います

意識障害を GCS で評価!

　みなさんの施設では、意識障害の評価を JCS（Japan Coma Scale）もしくは GCS（Glasgow Coma Scale）のどちらで行っていますか？　はじめに、JCS と GCS について復習しておきましょう[1]。ここでは、臓器障害のスコアである SOFA スコアにも含まれている GCS について解説していきます。GCS はくも膜下出血の重症度分類など、頭部疾患の予後を推定する指標としても使用されています。

外傷における GCS

　外傷患者をみる場合は、まず A（気道）・B（呼吸）・C（循環）・D（意識）・E（全身）の順に評価することになりますが、このなかの D、つまり中枢神経障害の評価は GCS で行います。GCS の合計点が 8 点以下、もしくは急速に GCS が 2 点以上低下した場合は、緊急性が高い状況であり、「切迫する D」とよびます[2]。私は GCS が 8 点以下を「やばいの 8 !」と覚えています。

　切迫する D がある場合は、ABC を安定化させつつ、ICU ナースは脳神経外科コールと頭部 CT の準備を進めましょう。切迫する D では基本的に気管挿管による気道確保になりますので、気管挿管の準備も進めましょう。気道確保（A）や呼吸（B）がいまいちの場合、二酸化炭素が身体にたまる→脳血流が増える→さらに脳圧が上がる……という悪循環になってしまうからです。D の異常があっても、ABCD の順に対応が原則です。

第 5 章　デキる ICU ナースになるために

221

JCS (Japan Coma Scale)

I．刺激しなくても覚醒している（1桁で表現）
　1）だいたい意識清明だが、今ひとつはっきりしない。
　2）見当識障害がある（時、場所、または人物がわからない）。
　3）自分の名前、生年月日がわからない。

II．刺激すると覚醒する／刺激をやめると眠り込む（2桁で表現）
　10）普通の呼びかけで容易に開眼する。開眼不可能な場合は、合目的な運動（たとえば右手を握れ、離せ）をするし、言葉も出るが間違いが多い。
　20）大声または体をゆさぶることによって開眼する。開眼不可能な場合は、簡単な命令に応じる。たとえば離握手など。
　30）痛み刺激を加えつつ呼びかけを繰り返すとかろうじて開眼する。

III．刺激をしても覚醒しない（3桁で表現）
　100）痛み刺激に対し、払いのけるような動作をする。
　200）痛み刺激に対し、手足を動かしたり、顔をしかめる。
　300）痛み刺激に対し、反応しない。

意識清明の場合、JCSは0となる

GCS (Glasgow Coma Scale)

E）開眼
　自発的に　　　　　　　　　　　4
　言葉により　　　　　　　　　　3
　痛み刺激により　　　　　　　　2
　開眼しない　　　　　　　　　　1
V）言語音声反応
　見当識あり　　　　　　　　　　5
　混乱した会話　　　　　　　　　4
　不適切な単語　　　　　　　　　3
　無意味な発声　　　　　　　　　2
　発声がみられない　　　　　　　1
M）最良運動反応
　指示に従う　　　　　　　　　　6
　痛み刺激部位に手足をもってくる　5
　痛みに手足を引っ込める（逃避屈曲）4
　上肢を異常屈曲させる
　　　　　　　　（除皮質硬直肢位）3
　四肢を異常伸展させる（除脳硬直肢位）2
　まったく動かさない　　　　　　1

GCSスコア：E+V+M=3〜15（最重症は3点。最軽症は15点）。各因子は、繰り返し検査したときの最良の反応を採用する。

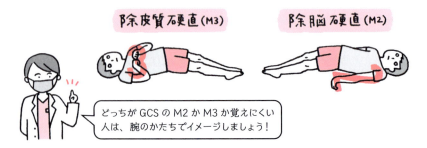

また、GCSで意識障害を評価すると同時に、**瞳孔**（左右差がないか、対光反射はあるか）と**麻痺**がないかもチェックしておきましょう。

GCS で評価するときの注意点

　注意点ですが、指示に従えるかを評価する際は、手を握るだけではなく手を離すことができるかもチェックします（把握反射で握る場合があるからです）。また、頸部での脊髄損傷による麻痺がある場合は、M を 1 点と評価してしまう可能性がありますので、手足がまったく動かなくても意識がありそうな場合、眼球運動が指示どおりできるか（眼球運動は脊髄ではなくて脳神経で支配されているため）で評価します。同じ理由で、四肢や体幹の圧迫刺激に反応がない場合は、顔面にも刺激を加える必要があります[1]。

鎮静中の GCS はどう扱う？

　悩ましいのが鎮静中や気管挿管中の GCS ですよね。この疑問を考えるために、「GCS で評価する意味はなにか？」を考えてみましょう。GCS で評価する意味は意識障害、つまり脳にどのくらいダメージがあるのかですよね。

　外傷で頭部にダメージを受けて意識が悪いので挿管されているという状況では、実際に脳にダメージがあります。このときは、気管挿管中は VT と表記し、V は 1 点として扱うのがリーズナブルでしょう[3]。一方で、術後に気管挿管のまま ICU に帰室した場合のように、おそらく脳に障害はない状態で鎮静されているだけならば、見たとおりの GCS でなく推定した GCS を用い、満点の 15 点として扱うのがリーズナブルです[4]。『JIPAD（日本 ICU 患者データベース）マニュアル』[5] にも、「GCS は麻酔や鎮静薬が投与された場合は薬剤がなかったとして推定する」と記載されています。

気管挿管中のVTは、抜管したら話せるだろうと思われるときはV5、話せないだろうと思われるときはV1、不明のときはV3として扱う方法もあります[6]。いずれにせよ、意識障害の程度を評価するためにGCSをスコアリングしているので、評価不能ならすべて1点として扱うというのはナンセンスです[7]。

　意識障害のスコアとしてGCSは完全ではなく、評価者によって異なることもあります[8]。場合によっては、「指示に従うことはできないが、よびかけると口をもごもごさせる反応がでてきた」というように、GCSだけにこだわらず柔軟に意識レベルの評価を共有するとよいと思います。

参考文献

1) 日本集中治療医学会教育委員会編，"基礎（意識障害）"．日本集中治療医学会専門医テキスト．第3版．東京，真興交易（株）医書出版部，2019，348-54．
2) 日本外傷学会外傷初期診療ガイドライン改訂第6版編集委員会編，"初期診療総論"．外傷初期診療ガイドラインJATEC．改訂第6版．へるす出版，2021，1-24．
3) "外傷と意識障害"．前掲書2)，65-70．
4) Tamoto, M. et al. Survey of Glasgow Coma Scale and PaO2/FIO2 ratio assessment methods for the Sequential Organ Failure Assessment score in Japanese intensive care units. Acute Med Surg. 9 (1), 2022, e785.
5) 日本集中治療医学会．"日本ICU患者データベース（JIPAD）"．https://www.jipad.org/facilities-guide02/112-data16（2023.12.12アクセス）．
6) Meredith, W. et al. The conundrum of the Glasgow Coma Scale in intubated patients : a linear regression prediction of the Glasgow verbal score from the Glasgow eye and motor scores. J Trauma. 44 (5), 1998, 839-44, discussion 844-5.
7) Teasdale, G. et al. The Glasgow Coma Scale at 40 years : standing the test of time. Lancet Neurol. 13 (8), 2014, 844-54.
8) Teoh, LS. et al. Glasgow Coma Scale : variation in mortality among permutations of specific total scores. Intensive Care Med. 26 (2), 2000, 157-61.

Q38 熱傷患者の看護のポイントについて教えてください

重症度を把握しよう

まずは熱傷の面積を確認します。身体全体の体表面積を100％として、そのうちの何％が熱傷を負ったかで表します（total body surface area：％TBSA）。もちろん、熱傷の面積が広いほど予後は悪くなります。20～30％TBSAを超える広範囲の熱傷は重症と考えましょう。％TBSAが50％を超えると、死亡率は50％以上となります。

熱傷の深さの分類

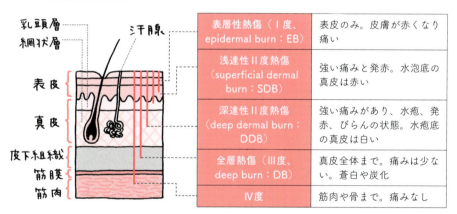

表層性熱傷（Ⅰ度、epidermal burn：EB）	表皮のみ。皮膚が赤くなり痛い
浅達性Ⅱ度熱傷（superficial dermal burn：SDB）	強い痛みと発赤。水疱底の真皮は赤い
深達性Ⅱ度熱傷（deep dermal burn：DDB）	強い痛みがあり、水疱、発赤、びらんの状態。水疱底の真皮は白い
全層熱傷（Ⅲ度、deep burn：DB）	真皮全体まで。痛みは少ない。蒼白や炭化
Ⅳ度	筋肉や骨まで。痛みなし

次に熱傷の深さの分類を確認します。熱傷の深さによって以下の分類がありますが、前ページの表のようにはっきりと深さを分類するのは正直むずかしいです。熱傷面積として、Ⅱ度以上の部分を算定します。

また、気道損傷（少し前までは「気道熱傷」といいました）があると重症度がアップします。ICUナースは重症熱傷の患者さんを受け持ったら、熱傷の面積（%TBSA）、熱傷の深さ、気道損傷の有無の3つを確認しましょう。

尿量は初期輸液の大事な指標！

広範囲の熱傷では、急激な炎症により血管透過性が亢進します。その結果、血管内から血管外へ液体やタンパクが漏れてしまい、ショック状態になります。そのため、熱傷の範囲が15%TBSA（小児では10%TBSA）以上の場合には、受傷早期から大量の輸液が必要になります。

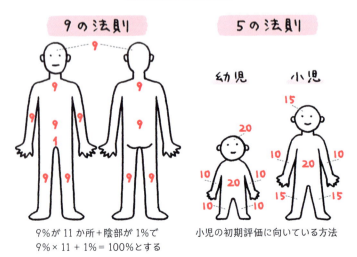

熱傷面積の算出法

熱傷面積の算出法

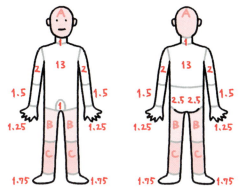

年齢によって頭部と下半身の割合を詳細に算定する方法（小児ほど頭部の割合を大きく扱う）

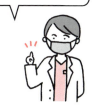

Lund & Browderの法則は複雑なので、暗記する必要はありませんよ！

年齢（歳）	0	1	5	10	15	成人
A 頭部の1/2	9.5	8.5	6.5	5.5	4.5	3.5
B 大腿部の1/2	2.5	3.25	4	4.25	4.5	4.75
C 下腿部の1/2	2.5	2.5	2.75	3	3.25	3.5

　具体的な輸液の量ですが、成人の場合、1日の輸液量は2〜4 mL/kg/%TBSAがめやすとなります。たとえば、2 mL/kg/%TBSAで考える場合、体重60 kgで熱傷面積が40%TBSAであれば、1日で2×60×40＝4,800 mLの輸液をします。この量の半分の2,400 mLをはじめの8時間で、次の16時間で残りの2,400 mLを投与します。かなりの量の輸液が入りますよね。使用する輸液は、基本的には乳酸リンゲル液（ラクテック®など）です。

　なぜ輸液をするか、それは「一回拍出量を保つため」でしたね（Q15 ☞p.87）。一回拍出量を保ち、全身の組織灌流を保つことが循環管理の基本です。熱傷患者の管理において、循環が保たれているかの指標としてもっとも使われているのが尿量です。成人で尿量が0.5 mL/kg/時（小児

では 1 mL/kg/ 時）以上出ていれば、循環は保たれていると考えて輸液速度を減量することを考慮します。ICU ナースは 1 時間ごとの尿量をチェックして記録しましょう。過剰な輸液は ARDS、腹部や四肢のコンパートメント症候群などの合併症につながるため、ぜひとも避けたいところです。

熱傷にともなう合併症対策を意識しよう

　重症熱傷患者では、さまざまな合併症が問題となります。とくに感染・敗血症は熱傷患者のおもな死因です。そのため、熱傷患者に関連するすべてのスタッフが標準予防策（スタンダードプリコーション）を徹底する必要があります。とくに 20％ TBSA 以上の広範囲熱傷は要注意で、創部が露出する創処置や包帯交換時には滅菌手袋や滅菌ガウンの着用を考慮しましょう。個室に隔離するのも感染予防として有効です。抗菌薬についてですが、熱傷患者すべてに予防的に抗菌薬を投与したほうがよいかはよくわかっていないため、症例に応じて抗菌薬をどうするかを決めている施設が多いと思います。

　気道や肺の合併症にも注意が必要です。気道損傷があっても気管挿管をしないで経過をみることがありますが、急激に気道浮腫が進行することがあります。熱傷にともなう ARDS が進行する場合もあります。ICU ナースは、気道は保たれているか、呼吸パターンは正常か、酸素化の悪化がないかを定期的に観察し、気道があやしいと思えばすぐに担当医をコールしましょう。

　また、大量輸液による浮腫と、Ⅲ度熱傷でかたくなった皮膚の影響で、コンパートメント症候群が起きることがあります。胸部の場合は換気するために高い気道内圧が必要になりますし、腹部コンパートメント症候群では尿量が減少します。四肢の場合はしびれなどの神経症状が起きます。コンパートメント症候群が進行した場合には、皮膚に切れ目を入れることで

圧力を逃がす減張切開が必要となります。お腹や四肢の張り具合も定期的に確認しましょう。

忘れちゃいけない栄養療法

ICU全般において大事な栄養療法ですが、重症熱傷でももちろん重要です。最新のガイドライン[1]では、受傷から24時間以内に経腸栄養を開始することが強く推奨されています。早期から経腸栄養をすることは感染の減少につながります。

熱傷患者では、脂肪は少なめ、タンパクは多め（1.2～2.0 g/kg/日）が推奨されています。また、グルタミンを投与すると感染面で有利であることがわかっています。はじめは少量の経腸栄養から開始し、1週間ほどかけて目標エネルギー量まで増やしていくのは、ICUにおける熱傷以外の栄養投与法と同様です（Q35 p.213）。熱傷患者では代謝が亢進するため、安静時に必要なエネルギー量は多くなります。間接熱量計（人工呼吸器などに回路を組み込むことで酸素消費量やCO_2産生量を測定できる装置）がある施設では、より正確に安静時の必要エネルギー量を知ることができます。

間接熱量計で消費エネルギーを知る

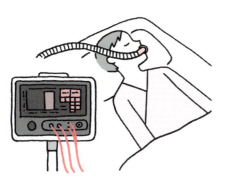
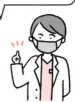

間接熱量計で吸気と呼気を分析すれば、必要なエネルギー（カロリー）がわかります。最近のICUでは、間接熱量計が注目されています！

重症熱傷では、デブリードマン（壊死した組織を除去する）や植皮術といった複数回の手術が早期から行われます。ICU ナースはなるべく経腸栄養を中止する時間が短くなるよう、手術と経腸栄養のスケジュールをうまく調整するように心掛けましょう。

　重症熱傷の頻度はあまり高くないですが、ICU に入室すると多職種による長期的なケアが必要になります。さまざまな合併症が次々に襲ってきますが、総力戦で乗り切りましょう。

参考文献
1）熱傷診療ガイドライン〔改訂第 3 版〕作成委員会．熱傷診療ガイドライン〔改訂第 3 版〕．熱傷．47，2021，S108p．
2）日本集中治療医学会教育委員会編．"熱傷"．日本集中治療医学会専門医テキスト．第 3 版．東京，真興交易（株）医書出版部，2019，722-41．
3）特集：熱傷．INTENSIVIST．15（2），東京，メディカル・サイエンス・インターナショナル，2023，303-12．
4）岡元和文監修．"広範囲熱傷（気道熱傷，減張切開，輸液療法を含む）．救急・集中治療．31（3），2019，1231-3．

Q39 便秘や下痢の対応を教えてください

便秘や下痢はICUでたびたび直面する問題ですね。本書では、重症患者における栄養療法の重要性についてたびたびお話してきましたが、栄養療法の効果をより発揮するためには、便秘と下痢の対応も重要です。ここでは、器質的な問題（腸閉塞、炎症性腸疾患など）ではない、一般的な便秘と下痢の対応について話を進めます。

薬剤をうまく使って便秘に対応しよう

重症患者では、胃や腸の動きが悪い場合が多く、たびたび便秘が問題になります。便が出ないとお腹が張って呼吸に悪影響を及ぼすことがありますし、経腸栄養を十分量投与できなくなってしまいますよね。

まずチェックしたいのが、オピオイドの使用です。フェンタニルやモルヒネなどのオピオイドがICUで使われることは多いと思いますが、このオピオイドが腸管の動きを弱めてしまっている可能性があります。これをオピオイド誘発性便秘（opioid-induced constipation：OIC）といいます。一般的な下剤、たとえば、酸化マグネシウム、ラクツロース、ピコスルファートナトリウム（ラキソベロン®）などで対応するのもOKですが、オピオイド誘発性便秘には、腸管のオピオイド受容体をブロックするナルデメジン（スインプロイク®）という薬剤が有効であることがあります。

便秘対策のための薬剤としては、胃管から投与できる散剤（粉薬）が使いやすいです。腸内環境を整えるために、ミヤBM®などの整腸剤は早期

から投与するようにしています。また、漢方薬も便秘対策として有力です。腸の動きが悪い場合は大建中湯、胃管の戻りが多く胃の動きが悪い場合には六君子湯を使用することが多いです。経腸栄養の内容を、水溶性の食物繊維であるグアーガム（partially hydrolyzed guar gum：PHGG）を加えたものにするなどの工夫もありでしょう。単純に水分の摂取量が少ないことによる便秘というのも、意外に見落としがちな原因です。

下痢の原因は？

下痢もICUで頻回に遭遇しますよね。下痢がひどい場合、水分を失うことになりますし、水分だけでなく電解質や栄養を失うことになります。また、臀部の皮膚異常、オムツ交換の頻度の増加など、患者さんやスタッフ双方にとって悪いことばかりですので、早期に対応したいものです。

ICUで多いのが抗菌薬に関連する下痢です。ICUでは広域スペクトラムの抗菌薬、つまりさまざまな細菌に効く抗菌薬を使うことが多いですが、これが腸内細菌のバランスも崩してしまい下痢を引き起こすことがあります。代表的なのが、Clostridioides（Clostridium）difficile：C. difficile感染症による下痢です。抗菌薬を使用中に下痢が頻回の場合にはC. difficileが産生する毒素（CDトキシン）などを検査します。C. difficileによる下痢と診断した場合は、バンコマイシン、フィダキソマイシン（ダフクリア®）、メトロニダゾール（フラジール®）などの内服で治療します。

経腸栄養を工夫しよう

経腸栄養中の下痢では、経腸栄養の内容を工夫するのもいい作戦です。間欠投与していれば、持続投与に変更するだけでも下痢が改善することがあります。一気に食べるよりちょっとずつ食べたほうがお腹を壊しにくいというイメージどおりです。経腸栄養の製剤を変更するのも有力な選択肢

表 経腸栄養の3つのタイプ

		半消化態栄養	消化態栄養	成分栄養
窒素源		タンパク質	ペプチド	アミノ酸
脂質		多め	少なめ	ほぼない
浸透圧		低い	低め	高い
使い分け		消化や吸収に異常がない場合 疾患や病態別に調整された栄養剤も多い	ICUで第一選択として使いやすい	急性膵炎や炎症性腸疾患（クローン病）など
製品例	医薬品（要処方）薬剤部管理	ラコール®、エンシュア®、エネーボ®、アミノレバン®	ツインライン®	エレンタール®、ヘパンED®
	食品 栄養部管理	アイソカルサポート®、メイバランス®、リーナレン®	ペプタメン®、ハイネックス®イーゲル、ペプチーノ®	

で、食物繊維を追加したり、浸透圧が低いもの（例：エネーボ®）や胃のなかで半固形化するもの（例：ハイネックス®イーゲルなど）に変更したりすることを考慮します（**表**）。

　経腸栄養は大きく半消化態栄養（窒素源はタンパク質）・消化態栄養（ペプチド）・成分栄養（アミノ酸）の3タイプに分けられます。半消化態栄養が通常のご飯に近く、成分栄養がもっとも消化する必要がない状態です。ICUにおける経腸栄養は、吸収効率がよい消化態栄養が第一選択となることが多いです。成分栄養はいちばん分解された形ですが、浸透圧が高いので下痢のリスクがあることも覚えておきましょう。

便秘と下痢に迅速に対応するために、施設ごとに排便コントロールのプロトコルを作成するのもよいと思います。管理栄養士や薬剤師とも連携しながら、チーム力で対応していきましょう。

参考文献

1) 日本集中治療医学会重症患者の栄養管理ガイドライン作成委員会. 日本版重症患者の栄養療法ガイドライン. 23(2), 日本集中治療医学会雑誌, 2016, 85-281.
2) 巽博臣. 日本版重症患者の栄養療法ガイドラインの謎！？. 東京, 真興交易（株）医書出版部, 2021, 160p.
3) 一般社団法人日本臨床栄養代謝学会編. 日本臨床栄養代謝学会 JSPEN テキストブック. 東京, 南江堂, 2021, 640p.
4) 聖路加国際病院内科チーフレジデント編. "便秘・下痢". 内科レジデントの鉄則. 第4版. 東京, 医学書院, 2023, 389-408.

Q40 全身管理をするうえで、ICUナースにこれだけは絶対におさえておいてほしいポイントがあれば教えてください

むずかしい質問ですね。私見が中心になってしまいますが、私なりの回答をしてみたいと思います。

その① Less is more の意識をもとう

近年、集中治療の分野で「Less is more」という言葉を聞くようになりました。近いニュアンスの日本語は、「過ぎたるはなお及ばざるが如し」でしょうか。Less is more の私なりの解釈は、「なんの根拠もなしになんとなくの管理はすべきでない」みたいな意味かなと思っています。

さまざまな疾患が原因で、子どもから高齢者まで多様な患者さんがICUに入室します。Less is more を意識して全身管理を実行するためには、ICUナースをはじめとしたスタッフ全員が、基本的な生理学の知識を土台にして、根拠にもとづいた行動をしないといけません。なにも考えず「いつもこうしているから」のようになんとなく行動していては、Less is more は実現できないと思います。根拠にもとづいた行動の土台として、本書がちょっとでも役に立てばうれしいです。

その② 結局、コミュ力（りょく）が大事！

そもそも、ICUにおける集中治療にはきわめて複雑な要素が関連しているので、総合的・包括的な視点や管理が求められます。もっとシンプルにいうと、1人もしくは1つの職種だけで完結することは到底できません。

たとえば、事故に遭遇して多発外傷を負ってしまい、ICU に入室することになったとしましょう。私だったら、集中治療医に呼吸や循環を含めた全身管理をしてほしいし、手術が必要ならその領域に精通している外科医にお願いしたいです。

　痛みは、術中（もしくは術前）から術後までシームレスかつマルチモーダルな鎮痛戦略によってできるだけ取ってほしいです。もちろん、傍には知識と経験のある ICU ナースがいつもいてほしいし、ICU-AW（column03 👉 p.140）になりたくないのでリハビリもがんばりたいし、食事がすぐ摂れなければ管理栄養士さんの視点が入った栄養療法をやってほしいし、相互作用などを含めた複数の薬剤のチェックは薬剤師さんに管理してほしいです。多くの医療機器が必要となるなら臨床工学技士の方々に管理してほしいし、ICU 入室中であっても家族に会いたいと思います。そしてこれら多様な職種の方々の間で、うまく連携をとってほしいです。

　スタッフ間の連携が大事なのは当たり前かもしれません。実際に外科医と麻酔科医の親密度が高いほど予後がよいことを示した研究もあります[1]。しかしながら、ICU のように多くの職種がかかわる現場では、多職種間の連携がむずかしいこともしばしばあります。このような ICU で働く ICU ナースにとって大事なのは、結局のところコミュニケーション力なのではないでしょうか。

　もちろん患者さんやその家族とのコミュニケーションは大事です。さらに、多職種間の連携を円滑にするのに大事な役割を果たすのも、患者さんの近くで過ごす時間がいちばん長い ICU ナースだと思います。刻々と変化する患者さんの状態を観察し、アセスメントしながら対応する能力だけでなく、周囲のスタッフと円滑にコミュニケーションをとることができる ICU ナースはとても素敵に見えます。

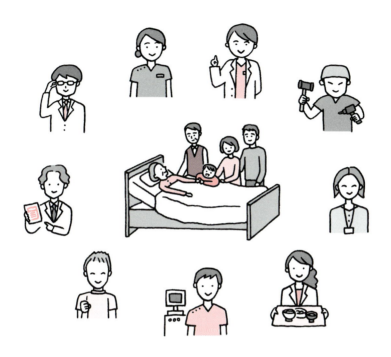

　人間の血液中では、重炭酸イオン（HCO_3^-）が緩衝材となり酸塩基バランスを絶妙に保っています。ICUナースは「患者さんにとってよりよいのはなにか？」という目線をつねにもちながら、多様なスタッフや多様な因子から成り立っているICUのバランスを（ときには重炭酸イオンのように）とることが、ICUに入る患者さんの本当の意味での全身管理につながると思います。

> 参考文献

1) Hallet, J. et al. Association Between Familiarity of the Surgeon-Anesthesiologist Dyad and Postoperative Patient Outcomes for Complex Gastrointestinal Cancer Surgery. JAMA Surg. 158 (5), 2023, 465-73.

Column 06

DNAR

　DNAR（do not attempt resuscitation）ってよく聞く言葉ですよね。「DNARとりました」みたいな使いかたをされることも多いと思います。DNARとは「心肺蘇生を行わない」という意味ですが、しばしば誤ったイメージをもってしまいがちです。DNARは、心肺停止状態のときのみに有効な指示です。「心停止」によって心肺蘇生が必要になった場合以外は効力をもたない指示ですので、DNARでも心肺蘇生以外の処置は通常どおり行われる必要があります。

　つまり、DNARと終末期医療、DNARと治療方針の決定は別の問題です。DNARだから追加の処置を差し控えるというのは間違いであり、心停止時以外の治療方針については、本人の意思に最大限もとづいて決めていく必要があります。

　今後の治療について患者さんや家族と医療従事者があらかじめ話し合うプロセスを、ACP（advance care planning）といいます。DNARはACPのなかのほんの一部分という認識が正しいでしょう。日本ではまだまだACPは普及しておらず、ICUに入室した時点では患者さんの考えを把握できないまま、集中治療が進んでいくこともまだまだ多いのが現状です。

　「ACPを行うのにベストなタイミングはいつか？」について、「この患者さんが1年以内に亡くなったら、医療者としては驚くか？」と考えてみた場合の答えが「No（驚かない）」の場合はACPを行うのがよい、という意見があります。つまり、ICUに入った患者さんはACPを行うべきタイミングのことが多いです。

　患者さんの近くにいる時間がいちばん長いICUナースは、患者さん本人もしくは家族などからお話を聞くなかでACPを進めるチャンスにいちばん出会いやすいともいえます。緊急時においても、「どんな治療は絶対受けたくないか」「もし意思疎通ができなくなってしまったら、誰の意見を聞いてほしいか（代理意思決定者）」の2点は、治療方針を決めるにあたり、

ぜひとも知りたい情報です[1]。救命と病態の改善だけではなく、患者さんの希望に沿った集中治療が実現できるように、日々の忙しい業務のなかでも「もしかして ACP を進めるタイミング？！」という目線で日々のケアができれば素敵ですね。

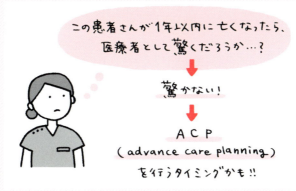

参考文献

1) Yoshida,K.et al. What should we ask the patient before emergency tracheal intubation?. JCA Advance. 2024, 1:100019.
2) 一般社団法人日本集中治療医学会. Do Not Attempt Resuscitation（DNAR）指示のあり方についての勧告. 日本集中治療医学会雑誌. 24, 2017, 208-9.
3) 厚生労働省. 人生の最終段階における医療の決定プロセスに関するガイドライン. 2018 年, https://www.mhlw.go.jp/file/04-Houdouhappyou-10802000-Iseikyoku-Shidouka/0000197701.pdf（2024 年 4 月閲覧）.
4) 木澤義之編. 救急・集中治療領域における緩和ケア. 氏家良人監修. 東京, 医学書院, 2021, 200p.

索引

●英字

⊿P	21
A/C モード	22
ABC	107
ABCDE	126
ABCDEF バンドル	35,140,187,193
ABCDE アプローチ	36,130,136
ABP	114
ACP	238
ACT	106
advance care planning	238
AIUEOTIPS	202
AKI	210
AMPLE	137
ARDS	12,47,52,175,228
ASV	44
A ライン	114
baby lung	47
bilevel PAP モード	33
BIS	54,59
BPS	59,152
CDI	172
CI	79
COPD	13,31
CPAP モード	33
CPOT	152
CRBSI	157,172
CRRT	205
CRT	75,81,111,127
Cushing 現象	217
DCS	134
De-escalation	90
DNAR	238
DO_2	10,80
ECMO	56
ECPELLA	103
EIT	69
FAST	94
GCS	221
Glasgow Coma Scale	221
HFNC	32
HFpEF	96
HFrEF	96
ICU-AW	64
ICU 日記	141
i-gel®	17
IMPELLA	103
INTELLiVENT-ASV	45
Japan Coma Scale	221
JCS	221
KDIGO 分類	210
Less is more	235
LOS	111
lung rest	58
LVAD	105
NAVA	43
NCSE	162
NIBP	114
NPPV	32,33,50
NRS	59,152
NSAIDs	151
$P_{0.1}$	67
PEEP	54,65

241

permissive hypotension	77
PICS	140, 193
PICS-F	140
POCUS	94
PONV	149
PPN	156
P-SILI	63
PSV	23
pulseless VT	118
PVR	112
Qp	108
Qs	108
RASS	59, 145
ROSC	119
RRT	204
SAT	35
SBT	35
ScvO$_2$	84
SIMV	23
SOFAスコア	124
SSI	170
Stabilization	90
stridor	39
SVR	112
SVRI	85
SVV	83
TTM	120
Tピース	36
V/Qミスマッチ	71
V-A ECMO	102
VAD	104
VALI	21, 58, 67
VAP	49
VAP予防バンドル	49
VC	20
VF	118
VILI	67
V-V ECMO	56
Z-drug	189

●あ行

アシドーシス	199
アセトアミノフェン	150, 184
アルカローシス	199
一回換気量	20, 42
一回拍出量変化	83
嫌気性代謝	75
栄養療法	211
オーバーラップスイッチ法	178
オピオイド	149
オピオイド誘発性便秘	231

●か行

開放性気胸	132
拡散障害	72
活性化凝固時間	106
カテーテル関連血流感染症	157, 172
カプノメータ	131
カフリークテスト	38
換気ドライブ	25
間接熱量計	229
機械的循環補助	100
気管挿管	15, 131
気道損傷	226
気道内圧	61
気道浮腫	228
急性呼吸窮迫症候群	12
急性腎障害	210
急性心不全の初期対応と治療方針	97
急速フラッシュテスト	115
胸腔内圧	61
胸骨圧迫	121
緊張性気胸	132
区域麻酔	151
クリニカルシナリオ	98

クロストリジウム・ディフィシル感染症	172	呼吸抑制	149	心原性ショック	100,102,123
経静脈栄養	158	心係数	79	人工呼吸器関連肺炎予防バンドル	49
経腸栄養	155,213,220,229,232	コミュニケーション	236	人工呼吸器関連肺傷害	21,58,68
経肺圧	61	困難気道	15	人工呼吸器モード	20
けいれん	160	コンパートメント症候群	228	心室細動	118
ケタミン	151			腎代替療法	204
血圧	74	●さ行		心停止	118
血液ガス分析	198	酸素供給量	80	心肺蘇生	118
血液浄化療法	204	子宮左方移動	120	心拍出量	74,79
血液分布異常性ショック	124	自己心拍再開	119	睡眠障害	187
血液濾過	205	事故抜去	59,106	頭蓋内圧	217
血管収縮薬	18,127	持続的RRT	205	ステロイド	174
血管抵抗	74	自発覚醒トライアル	35	ステロイドパルス療法	176
血流	74	自発呼吸トライアル	35	声門上器具	17
下痢	231	集中治療後症候群	193	切迫するD	216,221
減圧開頭術	219	手術部位感染	170	前酸素化	17
広域スペクトラム	169	出血性ショック	133	喘鳴	39
抗菌薬	168	受動的下肢挙上試験	89	せん妄	192
抗菌薬に関連する下痢	232	循環血液量減少性ショック	123	組織灌流	75,81
高酸素血症	11	循環動態	82		
高流量システム	31	消化態栄養	233	●た行	
コード・ブルー	138	小児の集中治療	107	体外式膜型人工肺	56
呼気終末陽圧	65	褥瘡	53	体外循環装置	56
呼吸困難	25	ショック	95	体血管抵抗	112
呼吸不全	102	除脳硬直	222	体血管抵抗係数	85
		除皮質硬直	222		
		神経調節補助換気	43		

体血流	110		頭部外傷	216		非侵襲的陽圧換気	50
体循環	111		ドライブライン	105		ビデオ喉頭鏡	15
代理意思決定者	238					非同調	28,42
大量血胸	132		●な行			標準予防策	173,228
多角的鎮痛	150		乳酸値	75,201		フェンタニル	149
ダブルトリガー	43		尿量	227		腹臥位療法	52,53
ダメージコントロール戦略	134		熱傷	225		不眠	188
			熱傷の面積	225		フルストマック	131
中心静脈栄養	155		脳灌流圧	218		フレイルチェスト	132
中心静脈カテーテル	215		脳室ドレナージ	219		プレッシャーコントロール	20
中心静脈血酸素飽和度	84		ノルアドレナリン	164		プレッシャーサポート換気	23
腸管虚血	214					フロートラック	79
直列循環	108		●は行			プロポフォール	146
鎮静	144		肺血管抵抗	112		平均血圧	75
低活動型せん妄	192		敗血症性ショック	76,123,166,175		閉塞性ショック	124
低換気	71		肺血流	110		並列循環	108
低酸素血症	18,71		ハイフローネーザルカニューラ	50		便秘	150,231
低心拍出量症候群	111		ハイフロー療法	29		補充液流量	208
低流量システム	29,30		肺保護換気	47		ボリュームコントロール	20
デクスメデトミジン	147,189		バクテリアルトランスロケーション	157,213			
電解質	201		バソプレシン	164		●ま行	
てんかん重積状態	160		発熱	184		マスク換気	17
電気インピーダンス・トモグラフィ	69		バンコマイシン	171		末梢静脈栄養	156
電気ショック	121		非観血的血圧	114		慢性閉塞性肺疾患	12,31
同期式間欠的強制換気	23		非けいれん性てんかん重積	162		ミストリガー	44
透析	205					無気肺	12
透析液流量	208						

無脈性心室頻拍	118	モルヒネ	149	●ら行	
毛細血管再充満時間				リバーストリガー	43
	81, 127	●や行		リフィーディング症候群	
目標体温管理	120	薬剤による呼吸困難	27		157
モニタリング	136	輸血	133	連携	236

● 著者紹介

吉田 圭佑 (よしだ けいすけ)
Keisuke YOSHIDA, M.D., Ph.D.

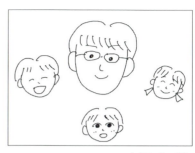

（イラスト・妻）

略歴

1989年	福島県三春町に生まれ育つ
2007年	福島県立安積高等学校卒業
2013年	福島県立医科大学医学部卒業
2013年	大原綜合病院 初期臨床研修医
2015年	福島県立医科大学 麻酔科学講座 助手
2017年	会津中央病院 麻酔科
2021年	福島県立医科大学 麻酔科学講座
2023年	福島県立医科大学附属病院 集中治療部 助教

自己紹介

　みちのくのとある病院で働く30代の麻酔科医。助産師の妻と5歳の息子、3歳の娘、1歳の息子の5人家族。趣味は卓球。子どもといっしょに卓球の大会に出るのが現在の夢。

　初期研修中の指導医との出会いをきっかけに、麻酔科の道に進むことを決める。その後、大学病院、市中病院の手術室・ICUで働くうちに、「ナースこそが手術室・ICUの原動力である」と感じ、いっしょに働くオペナース・ICUナースの方々とともに日々知識をアップデートしている。著書として『オペナースの疑問、3分で解説します！』（メディカ出版、2021年）がある。

ICUナースの疑問、3分で解説します！
―人工呼吸器、循環管理、鎮痛・鎮静、
栄養療法……、ICUナースにほんとに
きかれたことをまとめました

2024年9月20日発行 第1版第1刷

著　者　吉田　圭佑

発行者　長谷川　翔

発行所　株式会社メディカ出版
　　　　〒532-8588
　　　　大阪市淀川区宮原3-4-30
　　　　ニッセイ新大阪ビル16F
　　　　https://www.medica.co.jp/

編集担当　山田美登里
編集協力　前田歩実
装　　幀　市川　竜
本文イラスト　楠木雪野
組　　版　株式会社明昌堂
印刷・製本　日経印刷株式会社

© Keisuke YOSHIDA, 2024

本書の複製権・翻訳権・翻案権・上映権・譲渡権・公衆送信権
（送信可能化権を含む）は、（株）メディカ出版が保有します。

ISBN978-4-8404-8513-5　　Printed and bound in Japan

当社出版物に関する各種お問い合わせ先（受付時間：平日9：00〜17：00）
●編集内容については、編集局 06-6398-5048
●ご注文・不良品（乱丁・落丁）については、お客様センター 0120-276-115